Publication des « Nouvelles Archives d'Obstétrique et de Gynécologie »

DE L'ENDOMÉTRITE ET DE SON TRAITEMENT

PAR

J.-A. DOLÉRIS
Ancien chef de clinique d'obstétrique et de gynécologie de la Faculté,
Accoucheur des hôpitaux,
Membre fondateur de la Société Obstétricale et Gynécologique
de Paris.

PARIS
12, RUE DE NAVARRE, 12

1887

Publication des « Nouvelles Archives d'Obstétrique et de Gynécologie »

DE L'ENDOMÉTRITE ET DE SON TRAITEMENT

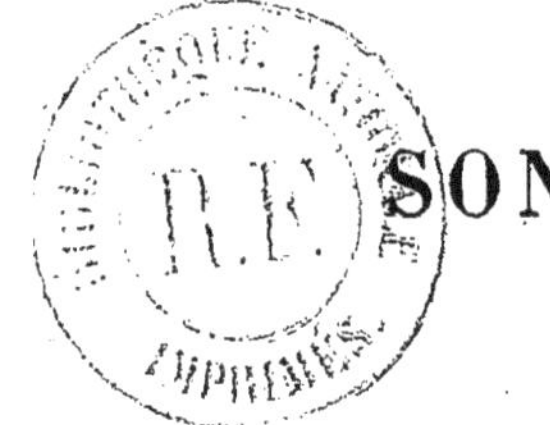

PAR

J.-A. DOLÉRIS
Ancien chef de clinique d'obstétrique et de gynécologie de la Faculté,
Accoucheur des hôpitaux,
Membre fondateur de la Société Obstétricale et Gynécologique
de Paris.

PARIS
12, RUE DE NAVARRE, 12

1887

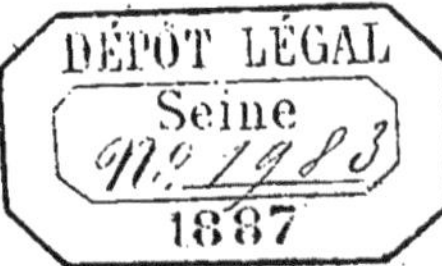

DE L'ENDOMÉTRITE

ET DE

SON TRAITEMENT

Plusieurs circonstances me déterminent à exposer brièvement dès aujourd'hui ma méthode de traitement de l'endométrite chronique et les principes sur lesquels elle est basée.

La raison majeure est la notoriété de plus en plus grande que des méthodes analogues ont acquise depuis deux ans surtout et leur consécration presque unanime par l'excellence des résultats. Les journaux et les sociétés savantes de l'étranger nous font journellement connaître la vogue de plus en plus croissante de la thérapeutique intra-utérine. Des noms nouveaux viennent s'ajouter constamment à la liste des nombreux gynécologues qui ne craignent pas d'attaquer le mal par des moyens directs en opposition avec les méthodes hésitantes préconisées par certains médecins trop timides.

Il me paraît nécessaire de rappeler, en commençant, que la véritable thérapeutique intra-utérine a débuté en France, et qu'elle est surtout dérivée de l'emploi de la curette de Récamier. Ce procédé est la base de toutes les méthodes chirurgicales du même ordre.

J'y ajouterai en second lieu l'usage de la sonde utérine comme moyen d'exploration et de diagnostic, introduit par Huguier dans la gynécologie courante.

En troisième lieu, se placent les injections médicamenteuses dans la cavité utérine défendues surtout par mon maître Gallard.

On retrouve déjà dans ces trois éléments, *curette*, *hystéromètre*, *in-*

---

(1) Mémoire déposé au mois de juin 1886 à la Société obstétricale et gynécologique de Paris.

La donnée de ce mémoire est trop vaste pour que je prétende lui donner dès aujourd'hui une forme définitive. Je me contenterai donc d'un exposé concis de quelques points spéciaux de mes études que je me propose de compléter dans un avenir prochain.

jections liquides, la triple base fondamentale de tous les procédés de thérapeutique intra-utérine.

Il faut cependant citer un quatrième élément complémentaire : la *dilatation* utérine.

Or, c'est aussi le fondement de la méthode que je désire faire connaître et dont je vais faire rapidement l'historique et la description.

En 1880 et 1881 j'ai eu l'occasion à la fois rare et avantageuse de traiter, dans une station balnéaire très conseillée pour les maladies des femmes, plusieurs centaines de cas, je pourrais dire identiques, mais sinon identiques, liés du moins par un fonds commun et constant : l'*endométrite* chronique. C'était à proprement parler, pour la plupart, le rebut des cabinets de consultation de gynécologues réputés. Catarrhes incurables, écueil de toutes les thérapeutiques employées jusque-là, et preuves vivantes de leur impuissance ; métrites ulcéreuses, hémorrhagiques, fongueuses ; périmétrites ; névropathies tenaces entées sur ce terrain pathologique varié, etc., tel était le lot qui m'échut tout au début de ma carrière gynécologique. Les propriétés altérantes ou perturbatrices des eaux minérales, jointes aux conditions cosmiques, ne m'ont jamais paru exercer qu'une influence très indirecte sur l'état pathologique des organes génitaux, bien qu'elles puissent modifier avantageusement quelques symptômes importants. Nombre de ces malades étant confiées à mes soins *ad libitum*, j'ai pu concurremment essayer et comparer toute la série des procédés classiques en pareille matière.

Les injections intra-utérines, les pinceaux chargés de substances médicamenteuses, les crayons pâteux ou solides, les cautérisations diverses avec des caustiques solides ou liquides, etc., m'ont à la vérité donné çà et là quelques succès ; mais le grand nombre échappait à leur action. J'ai pu même, malgré toutes les précautions imaginables, observer des accidents à la suite de semblables traitements. Ces accidents se rencontrent encore assez fréquemment dans la pratique de beaucoup de médecins, et l'on comprend qu'ils les rendent fort circonspects en matière de thérapeutique intra-utérine.

Souvent la difficulté de pénétrer dans l'utérus est un obstacle à toute action locale, soit qu'il s'agisse d'atrésies matérielles, de spasmes douloureux ou de déviations de l'organe.

Le premier point qui fixa mon attention fut cette difficulté même, et cela me conduisit à tenter la *dilatation* du col comme préliminaire de toute méthode.

J'ai pu me convaincre dès cette époque, où il était très peu question d'*antisepsie* et d'*antiseptiques* en gynécologie proprement dite, que la dilatation large de la matrice était un élément de succès puissant et la meilleure garantie contre les accidents consécutifs du traitement intra-utérin. Une fois obtenue, outre que beaucoup de symptômes disparaissaient déjà de ce seul fait, j'avais le champ libre pour toute sorte d'interventions sur la muqueuse utérine malade, et je pus ainsi successivement arriver de l'emploi du pinceau chargé de topiques variés à l'emploi de la curette, que je remplaçai vite par l'*écouvillon* que je décrirai tout à l'heure. Depuis cette époque, j'ai étendu et agrandi ma pratique dans le sens de l'action directe sur la muqueuse utérine et dernièrement j'ai exposé ici les résultats que m'ont donnés les mêmes procédés appliqués à la métrite septique post-puerpérale et à l'endométrite résultant de la rétention partielle du placenta abortif ou des membranes altérées.

Avant de revenir au procédé lui-même, j'essaierai de synthétiser mes vues sur la métrite chronique. Ces vues ne me sont pas absolument personnelles, car on les retrouve plus ou moins affirmées dans quelques livres classiques.

I

PATHOGÉNIE GÉNÉRALE DE LA MÉTRITE.

L'anatomie pathologique est une base de division très incertaine. — Les diverses espèces de métrite sont reliées par un élément initial commun : le microbe pathogène. — L'inflammation utérine est le plus souvent d'origine extérieure. — Très rarement, elle est d'origine interne. — Différences dans les conséquences séméiologiques et thérapeutiques.

Tout d'abord, bien que je reconnaisse les avantages des divisions en pathologie, et les renseignements précieux fournis par l'étude microscopique, je ne dissimulerai pas qu'à mon avis on tend trop, encore aujourd'hui, à se contenter de mots, au lieu de remonter à la source pathogénique réelle des inflammations utérines.

En France, M. de Sinety a éclairci histologiquement beaucoup des problèmes liés à l'état anatomique de l'utérus malade, et c'est un progrès incontestable pour la clarté de l'exposition et l'intelligence des faits. En Allemagne plusieurs travaux concernant la muqueuse utérine malade ont ajouté encore à nos connaissances sur le même sujet. Je n'ai qu'à citer : C. Ruge (Société obst. et gyn. de Berlin, 13 juin 1884). — Léopold Meyer (Centralb. f. Gyn. Sept. 1884). — O Küstner (Centrabl. f. Gyn. 8 mars 1884). — Duvelius (Soc. Gyn. de Berlin, 11 janvier 1883 et Zeitsch. f. Geb. und Gyn., t. X, cah. 4, p. 175. 1884). — Benicke (Soc. obst. de Berlin, 23 janvier 1885).

En Amérique récemment encore, un mémoire de longue haleine du Dr Putnam Jacobi a résumé ces faits et y a ajouté des notions plus précises sur divers points. (Am. Journ. of Obstet. 1885.) — Heinricius, d'Helsingfors, a publié un très important travail dans Arkiv f. Gynæcol. de cette année. — Cela nous a-t-il beaucoup plus édifié au point de vue de la pratique ? Je ne le crois pas, car il suffit de lire dans nos livres classiques pour y trouver à la fois l'exposition la plus nette et la preuve la plus certaine des principes qui doivent guider dans l'intervention thérapeutique. — Récamier d'ailleurs avait déjà jugé le cas.

Tout le monde est à peu près d'accord que la plupart des métrites ont pour origine une *inflammation septique née à l'occasion de l'accouchement ou de l'avortement.*

D'autres variétés plus rares trouvent leur explication dans la *blennorrhagie* ou la *blennorrhée virulente.*

D'autres encore naissent sourdement de conditions *septiques atténuées* procédant de l'*extérieur*, engendrées dans les voies génitales externes et tenant à l'altération des liquides sécrétés ou du sang des règles. Il suffit que ces produits organiques donnent asile à des organismes phlogogènes pour qu'à l'occasion d'un traumatisme quelconque, ou d'une congestion intense déterminant l'effraction du revêtement épithélial, l'inflammation se fixe et se propage dans toute l'étendue de la muqueuse. La menstruation, les excès vénériens, les relations brutales ou disproportionnées, la masturbation sont, en pareille circonstance, des facteurs très actifs de la congestion qui prépare la métrite.

Enfin, on ne saurait contester que certaines *affections constitutionnelles*, en favorisant les raptus congestifs ou en produisant des exanthèmes ulcératifs, sur la muqueuse génitale, puissent créer de toutes pièces soit l'inflammation de cette muqueuse, fait rare, soit la porte d'entrée par où s'inoculera l'élément pathogène amené de l'extérieur. Les femmes névropathes sont sujettes, comme on sait, à ces congestions actives et sont d'autant plus exposées pour cette raison à la métrite.

D'après cette rapide énumération, je suis obligé de mettre en première ligne les *causes extérieures*, — et de ne réserver qu'une très petite place aux *causes internes*, par cette raison qu'elles sont insuffisantes à créer la phlogose véritable.

Il ne pourrait s'agir, dans ce dernier cas, que de maladies infectieuses par elles-mêmes et capables de favoriser le dépôt métastatique d'un élément pathogène au sein même des organes génitaux. Siredey (art. Métrite. Dict. de méd. et de chirurg. pratiques, p. 631), à l'exemple d'autres auteurs, accepte que la métrite peut apparaître dans l'enfance à la suite de *fièvres exanthématiques*, *la variole*, *la rougeole*, *la scarlatine*, *etc.*, mais il pense que les écoulements purulents observés peuvent provenir uniquement de la vulvite. Je suis aussi de cet avis, et si la métrite existe, elle a eu surtout une origine extérieure et s'est établie par propagation. Habituellement il n'en est même rien, et ces sortes de métrites sont purement plastiques, c'est-à-dire caractérisées par une évolution anormale d'éléments anatomiques, mais sans qu'il se produise d'exsudat inflammatoire dans le sens moderne du mot.

J'en dirai autant des *traumatismes*, qui n'entament que l'intégrité des tissus : les coups, les compressions, les excès de fonctionnement des organes, etc. La métrite, dans ces circonstances, est passagère et cède aux traitements les plus simples ; souvent au repos seul.

Il n'y aura métrite réelle, c'est-à-dire inflammation, qu'autant qu'il y aura adjonction d'un élément morbide phlogogène, inflammatoire, comme on disait autrefois, d'un *microbe* pathogène, comme on dit aujourd'hui.

Cela posé, il me semble qu'on a beaucoup discuté et qu'on discute encore beaucoup trop sur le côté anatomique pur de la métrite chronique.

Il en est aujourd'hui de l'anatomie fine, de l'histologie pathologique microscopique, comme il en a été, à un certain moment, de l'anatomie macroscopique ; elle ne suffit plus à établir les caractères décisifs des maladies, elle ne sert plus à spécifier les lésions. Tant qu'on a pu s'arrêter à la donnée histologique et croire à sa valeur absolue, on a vécu dans l'illusion que le genre d'altération de l'élément anatomique la *lésion* était le fonds même de la maladie, mais depuis que les études se sont tournées vers les données plus précises de l'histochimie et de la bactériologie on a senti la nécessité d'élever la spécificité au delà de la lésion, — le processus morbide est devenu banal depuis qu'on lui a reconnu un moteur dans le microbe ou dans les produits sécrétés par le microbe. Cette notion du microbe pathogène a fait perdre une grande partie de leur valeur aux anciennes divisions basées sur la similitude ou la dissemblance des processus morbides; elle nous oblige à chercher une autre terminologie et à rejeter les anciennes nomenclatures.

L'inflammation, mot trop vaste en ce qu'il embrasse trop de variétés, représente néanmoins aujourd'hui à tous les esprits qui se sont mis un peu au niveau du courant scientifique, un ensemble de modifications histologiques et histochimiques, sous la dépendance d'un organisme phlogogène. Cet organisme est variable, peut-être, si on l'envisage par le côté de sa nature spécifique, mais il reste identique dans son essence, quelle que soit sa forme, atténuée ou vivace, en ce qu'il est vivant, *reproductible*, agissant en vertu de sa multiplication et de son action sur les tissus. Une fois que nous trouvons le microbe et que nous possédons la notion assurée de sa préexistence au sein du tissu malade, nous ne pouvons qualifier le processus autrement que de processus inflammatoire. Le microbe sera septique, pyogénique, gonorrhéique, etc., peu importe, mais il sera ou aura été. Dans l'un ou l'autre cas, nous le trouverons en même temps que nous trouverons les effets de sa présence, ou bien il se sera éteint au sein du tissu qu'il a contribué à faire évoluer. L'acte matériel de la lésion lui aura seulement survécu.

Je me base sur cette façon d'envisager aujourd'hui l'inflammation et, dans tous les cas, sur l'avantage d'une semblable détermination des états morbides, pour ne point accepter comme *métrite chronique* les états pathologiques qui sont la conséquence de simples troubles de nutrition nés sous l'influence de perturbations nerveuses ou sanguines, lymphatiques, traumatiques, de régressions incomplètes, etc., et qui correspondent à ce qu'on appelle la *subinvolution*, l'*hypertrophie chronique*, l'*hyperplasie*, l'*engorgement*, *la congestion*, etc. (1).

Au contraire, je considère comme relevant de la métrite chronique réelle tout état pathologique de l'utérus qui a débuté par une infection, une septicémie plus ou moins atténuée, une inflammation franche et qui a persisté sous une forme durable.

Cette insistance de ma part peut paraître inutile et peut-être naïve; peut-être aussi ai-je l'air de faire retentir bien haut une notion que personne ne songe à contester. Cependant, voici où la portée de la donnée

---

(1) Dans son article *métrite* du Dictionn. de méd. et de chir. pratiques, p. 628, Siredey pense que la distinction clinique entre la *congestion* utérine et la métrite est difficile. Elle ne l'est pas plus qu'entre la pneumonie et la congestion pulmonaire. La doctrine microbienne établit nettement la distinction pathologique. Les réactions inflammatoires et les procédés modernes de recherches font le diagnostic clinique.

ci-dessus ne me paraît pas avoir été prévue, ni établie. C'est que, dans le premier cas, c'est-à-dire *lésion de l'utérus sans infection*, les conséquences ne sont pas les mêmes, la maladie diffère essentiellement dans ses complications et ses dangers par rapport à ce qui advient pour le second cas, c'est-à-dire pour *la lésion avec infection, l'endométrite.*

Ensuite c'est que le traitement diffère essentiellement aussi dans les deux conditions.

Toutes les inflammations infectieuses réclament la destruction du foyer qui alimente d'éléments pathogènes les milieux environnants; — il faut leur appliquer de toute nécessité un traitement local énergique.

Toute lésion simple se traitera au contraire par la thérapeutique qui visera le moteur pertubé, nerfs, vaisseaux, muscles, etc. (électricité, ignipuncture, hydrothérapie, hygiène, thérapeutique interne, etc.).

J'avais donc besoin de fixer mes groupes sur une base nouvelle qui est celle qui s'introduit de plus en plus dans la classification médicale. Notez qu'elle ne diffère de l'ancienne conception que par la notion d'une donnée étiologique matérielle plus précise et mieux établie que l'ancienne.

L'endométrite est la lésion initiale obligatoire de toute métrite.

Donc la subinvolution n'est point et ne fait point la métrite, pas plus que l'hypertrophie et la congestion ne sont d'essence inflammatoire.

La métrite est bien la maladie qui s'établit par propagation ou exceptionnellement par métastase, au sein de la muqueuse de l'utérus; qui s'y installe et rayonne ensuite ou reste localisée parfois (très rarement) au seul tissu utérin. A celle-ci je ne reconnais qu'un processus, qu'une pathogénie; elle est pour moi *la métrite* sans autre qualificatif, et si l'on veut lui donner l'appellation de son premier habitat, elle est l'*endométrite*.

Il ne me paraît donc pas douteux que l'*endométrite* est le point de départ obligatoire de toute inflammation parenchymateuse de l'utérus et

---

(1) Dans son article *métrite* du Dictionn. de méd. et de chir. pratiques, p. 628, Siredey pense que la distinction clinique entre la *congestion* utérine et la métrite est difficile. Elle ne l'est pas plus qu'entre la pneumonie et la congestion pulmonaire. La doctrine microbienne établit nettement la distinction pathologique. Les réactions inflammatoires, et les procédés modernes de recherches font le diagnostic clinique.

de toute phlegmasie péri-utérine, occupant les annexes, les vaisseaux lymphatiques, le tissu cellulaire, le péritoine.

Pour les cas qui me sont personnels j'ai usé d'une méthode d'observation qui m'a affermi dans cette idée. C'est ainsi qu'ayant pu suivre un grand nombre de femmes accouchées dans les salles de la clinique d'accouchement, je me suis attaché à inspecter directement la nature des sécrétions et l'état de la muqueuse, soit qu'il fût question de femmes restées absolument indemnes de tout accident septique pendant les couches, soit qu'il fût question de femmes qui avaient été malades à des degrés divers, mais étaient sorties dans un état de santé en apparence satisfaisant.

Je trouverais ici facilement la place pour un long exposé des résultats de ces études comparatives, obtenus par le microscope, les cultures ou l'examen après le raclage de la muqueuse utérine. Pour abréger, je me bornerai aux faits constatés.

Chez les femmes dont les suites de couches ont été absolument normales je me suis convaincu, même dans quelques cas où l'involution était lente et la matrice volumineuse, que la muqueuse était saine, les liquides sécrétés purs de tout germe malin, le paramétrium et les annexes normaux.

C'était absolument l'inverse chez toutes les autres. Presque à chaque fois que l'examen pratiqué, à plusieurs reprises consécutives plus ou moins longtemps après les couches, me faisait découvrir les éléments pathogéniques et les symptômes de la métrite, l'observation clinique rétrospective et les examens bactériologiques de l'époque des suites de couches retraçaient l'invasion d'une septicémie atténuée. — Je ne nierai pas que quelques femmes infectées à la suite de l'accouchement et bien soignées ne se débarrassent spontanément de tout germe morbide et finalement ne guérissent par le seul fait de la résistance victorieuse du terrain, mais c'est l'exception. La règle, c'est que la métrite persistante est la conséquence habituelle de l'infection puerpérale si atténuée qu'elle ait pu être ou paraître.

Pour la *blennorrhée*, la même preuve a été fournie par beaucoup d'auteurs.

Quant aux métrites fortuites, rares, qui débutent en dehors de ces conditions, la preuve de l'origine muqueuse est plus difficile et ne peut s'admettre que par analogie avec les *doctrines* acceptées en pathologie générale, mais le résultat acquis est le même : *inflammation microbienne* du revêtement muqueux.

Sur 36 cas étudiés par O. Küstner (loc. cit) 9 fois la sécrétion du col était purement muqueuse, et 27 fois franchement purulente. Celle du corps était 3 fois sanglante, 4 fois normale, 6 fois très abondante mais normale, 23 fois purulente ; 16 fois il y a eu catarrhe purulent du col et du corps, 3 fois catarrhe purulent du col avec sécrétion normale du corps, 5 fois hypersécrétion du corps ; 5 fois catarrhe purulent du corps avec sécrétion normale du col, 2 fois avec hypersécrétion du col. Le plus ordinairement, par conséquent, col et corps sont pris simultanément.

Dans toutes les préparations, l'auteur a trouvé une grande quantité de micro-organismes ; le plus souvent de forme ovale ; quatre à six fois de forme indéterminée. L'auteur, de plus, croit avoir constaté la forme de bacilles.

Je souligne donc à dessein ce fait du début de la métrite dans l'endometrium et la nature parasitaire de l'endométrite.

Il reste à expliquer comment la lésion *muqueuse* d'abord gagne en profondeur, et peut se propager à tout l'appareil génital et à son voisinage.

Diffusion et propagation de l'inflammation dans la métrite.

Dans les cas infectieux proprement dits, je prends pour premier exemple l'*endométrite puerpérale septique*, la donnée de cette propagation est fournie par la connaissance anatomique précise du siège et du mécanisme des lésions secondaires. Les voies de diffusion sont : 1° les lymphatiques, 2° les veines, 3° la continuité même des tissus, par l'intermédiaire des éléments connectifs, 4° la continuité de la muqueuse utérine avec les trompes et le péritoine. Le transport des agents ou des virus septiques peut se faire par l'une de ces voies ou simultanément par plusieurs d'entre elles.

Ici l'accord est à peu près complet et les médecins de tous les pays ont contribué à asseoir solidement cette donnée scientifique.

Si je choisis comme second exemple l'*affection blennorrhagique* de la femme, je suis autorisé à y voir une forme moins aiguë, moins grave que la précédente, mais susceptible de reproduire, dans un cadre analogue, la série des lésions de la métrite septique des femmes en couches, et par les mêmes mécanismes complexes.

Si j'envisage enfin les formes *subaiguës*, *atténuées*, *légères* qui débutent et s'installent sourdement comme la *gonorrhée* ou celles qui sont devenues telles par le passage d'un état aigu à l'état chronique, la gravité, l'acuité décroissent encore, mais les gros faits anatomiques restent les mêmes. Les voies de diffusion sont toujours également les mêmes. Seulement le poison est moins actif et les troubles secondaires qu'il engendre sont d'autant moins redoutables.

Dans ces formes chroniques, les plus fréquentes, celles qui m'intéressent ici spécialement, la lésion *muqueuse* est constante; il est peu de gynécologues qui n'accordent ce point.

La plupart des gynécologues s'accordent à considérer que dans la forme chronique de la métrite, la coexistence entre les lésions de la muqueuse et celles des parois musculaires de l'utérus est constante.

De Sinety est un de ceux qui ont le plus fait ressortir cette solidarité de toutes les parties constituantes de l'utérus dans l'inflammation de l'organe et c'est à raison qu'il a considéré la voie lymphatique comme constituant le réseau qui propage et entretient cette solidarité constante. A l'occasion de la métrite chronique, il écrit : « Nous n'avons jamais vu les deux formes, parenchymateuse et muqueuse, absolument isolées l'une de l'autre. »

Courty dit (p. 773) : « La métrite interne n'existe guère sans être accompagnée d'un peu de métrite parenchymateuse (sens vicieux du mot). »

« L'inflammation isolée de la muqueuse et du parenchyme se rencontre seulement dans les formes aiguës de la maladie. Dans la forme chronique l'inflammation de la muqueuse et celle du parenchyme se compliquent habituellement, de sorte qu'il est presque impossible d'admettre une métrite muqueuse chronique et une métrite parenchymateuse chronique complètement isolées. » *Churchill*, p. 300, trad. de Leblond, 1881.

Cette idée est tellement solide dans l'esprit des auteurs, que Churchill avec Scanzoni et Gallard adoptent la dénomination de *métrite chronique* purement et simplement, préférable à celle de *métrite parenchymateuse* chronique, en ce qu'elle ne laisse pas supposer que l'on a simplement affaire à l'inflammation parenchymateuse, mais bien plutôt à un ensemble de symptômes fournis par ces deux inflammations combinées (*Ibidem*, p. 300 et 301).

Siredey (p. 628, *loc. cit.*) blame les divisions en endo, méso et para-métrite. C'est une base utile pour la description méthodique, et qui répond à la division classique (Aran, Scanzoni) en métrite catarrhale et métrite parenchymateuse, mais il reconnaît cette distinction comme excessive, car la métrite catarrhale intéresse toujours la couche musculeuse adjacente et, d'autre part, la métrite parenchymateuse se complique presque nécessairement de l'inflammation de la muqueuse ».

Je n'ai à blâmer dans cette dernière appréciation que l'idée qui semble subordonner l'endométrite à la méso-métrite dans certains cas. Il est probable que M. Siredey n'a pas voulu trancher la question.

Page 630, ailleurs, dans l'étude de l'endométrite, il dit : « bien que le nom de la maladie suppose sa limitation à la muqueuse, il est rare que le tissu utérin sous-jacent soit absolument indemne. »

Lésions secondaires de la métrite, consécutives à l'endométrite. — Leur évolution est variable. — Elles peuvent disparaître après une période d'acuité ou de subacuité. — L'endométrite persiste ordinairement.

Quant aux autres altérations, celles que, d'accord avec mes principes sur la pathogénie générale de la métrite, je considère comme des altérations secondaires, elles sont diffuses ou limitées, en tant que processus anatomiques, visibles microscopiquement, mais en tant que zones septiques recélant l'agent pathogène de la maladie, elles se cantonnent habituellement dans des points très circonscrits. Elles constituent les exsudats interstitiels du muscle utérin, les infarctus, les thrombus phlébitiques, les foyers de paramétrite ou de périmétrite chronique, très rarement des abcès.

Maintenant demandons-nous quelle est leur marche et ce qu'elles vont devenir.

A) A la longue ces altérations peuvent guérir spontanément ou se reduire à de simples dépôts plastiques purgés de tout élément phlogogène susceptible de reproduire la lésion in situ ou de l'aggraver. — Ce sont des foyers morts. Il n'y reste plus de microbes. — Telles sont les cicatrices para-utérines, et les fausses membranes anciennes du petit bassin. Telle est encore la musculature utérine lorsqu'elle a subi un processus scléreux ou atrophique.

B) Parfois ces foyers ne sont éteints qu'en apparence. Les germes somnolents et affaiblis qui les habitent peuvent se réveiller fortuitement dans des conditions qui souvent nous échappent ou nous surprennent. Toutefois, il est de première importance de se rappeler toujours, dans ces cas, les débuts et les circonstances premières de la maladie. Dès lors, les réveils à distance ou in situ des phénomènes inflammatoires n'ont rien qui étonne, dans une affection dont l'origine est reconnue, en principe, septique ou virulente.

c) Mais, souvent les altérations inflammatoires appréciables persistent d'une façon continue dans le muscle utérin ou dans les tissus péri-utérins. Elles ne se révèlent pas toujours par des phénomènes très sensibles, et la malade peut aller et venir quoique difficilement. Il y a des intermittences dans les symptômes réactionnels. Ce n'est que l'exploration directe ou la constatation des troubles fonctionnels qui en attestent l'existence. Elles sont essentiellement sujettes à des exacerbations paroxystiques, durant lesquelles l'état général participe de l'aggravation de l'état local.

Les examens, les explorations, les fatigues, le traitement parfois, sont la cause de ces exacerbations.

Somme toute, quelle que soit la forme de la maladie, quels que soient l'importance, le siège et l'extension des *lésions secondaires*, c'est-à-dire des lésions autres que celles de la muqueuse, on ne saurait les envisager autrement que comme des conséquences aléatoires, curables, mais sujettes à réapparition, tant que la lésion muqueuse persistera dans sa forme virulente et susceptible de diffusion.

Or la lésion muqueuse, l'endométrite, elle, persiste constamment dans tous les cas, et je n'ai pas besoin de répéter comment la muqueuse chroniquement enflammée fournit l'aliment des inflammations secondaires dans l'épaisseur des parois et autour de l'utérus, seulement il faut convenir que la susceptibilité des tissus péri-utérins finit par s'atténuer et que concurremment la nature de l'endométrite se modifie à la longue au point qu'il ne s'agit plus que de lésions matérielles, plastiques, végétantes ou néoplasiques, sans qu'il soit possible d'y découvrir l'élément virulent du début.

Conditions qui favorisent la persistance de l'endométrite sous la forme chronique.

Ce n'est guère que par le raisonnement et surtout en s'attachant à comparer l'inflammation de la muqueuse utérine à l'inflammation des autres muqueuses, qu'on peut soupçonner très vraisemblablement, sinon démontrer d'une manière absolue, les causes qui prédisposent l'endométrite à la *chronicité*. Ce sont :

1° *Les constitutions morbides.*

Il y a d'abord et avant tout, comme dans tout état pathologique qui s'installe d'une façon permanente, à considérer la nature du terrain, c'est-à-dire la constitution de la malade. J'ai dit précédemment le peu de cas que je faisais de la doctrine des diathèses et des dyscrasies *quant à la production* exclusive de la métrite. Mais mon opinion est tout à fait inverse quant à la *permanence* de l'inflammation une fois établie par les voies explicables.

Je crois au contraire que certaines constitutions se prêtent beaucoup à la continuité de la maladie, et j'accepte pleinement, dans cette limite, l'influence de l'état général du sujet, aussi bien que celle de ses aptitudes morbides.

J'aurais beaucoup d'exemples à citer dans le nombre de mes observations, où j'ai vu des femmes affectées, les unes d'acné invétérée ou de toute autre lésion cutanée rebelle, les autres d'un état de lymphatisme exagéré avec adénopathie permanente, les autres enfin, sous le coup de la tuberculose ou d'une cachexie visible. Chez ces femmes, les affections chroniques de l'endometrium, et surtout du revêtement interne du col, sont en quelque sorte éternelles et incurables. C'est au point qu'aujourd'hui, lassé souvent par la persistance désespérante de ces états pathologiques du col, j'ai une grande tendance à recourir aux procédés chirurgicaux, ainsi qu'on le verra plus loin.

J'accepte donc, pour ma part, l'influence des prédispositions constitutionnelles sur le passage de la métrite aiguë à l'état chronique. Je suis convaincu que telle phlogose, qui, chez une femme saine effleurerait simplement la muqueuse et resterait superficielle, épithéliale, chez une autre femme prédisposée différemment, deviendra permanente et gagnera en profondeur.

2° *Les conditions dans lesquelles la métrite s'est produite par l'inoculation septique des couches profondes de là muqueuse (métr. post-partum ou post-abortum).*

Si l'élément pathogène est introduit dans l'utérus au moment où se produit la desquamation plus ou moins complète qui se fait à l'époque des RÈGLES, desquamation qui fait tomber l'épithélium, ouvre les glandes, et parfois découvre le stroma profond de la muqueuse (les auteurs divergent à cet égard) ; si c'est à la suite de l'accouchement ou de l'avortement, alors qu'il ne reste à la surface interne de l'utérus qu'une mince couche de muqueuse représentée par un stratum de jeunes cellules, et le fond des culs-de-sac glandulaires, largement béant, il est clair que l'inflammation *profonde à son origine* restera profonde. Dans le cas spécial d'endométrite post-partum, lorsque le muscle utérin revenant promptement sur lui-même, aura réduit la surface de la cavité utérine, la muqueuse se tassera, apparaîtra plus épaisse, et au fur à mesure de sa restauration enfermera dans sa profondeur les couches primitivement atteintes par l'inflammation septique. La chronicité peut être prévue fatalement d'emblée.

3° *Le degré de virulence de l'élément pathogène.*

Ici, la question est difficile à discuter. Mais elle se juge d'elle-même par l'observation. Tel virus est d'une action persistante et jouit de facultés de propagation vraiment singulières, soit en surface, soit en profondeur. Tel autre est d'une action très éphémère, très superficielle. Mêmes phénomènes s'observent sans que l'explication en 'ait été fournie davantage, pour les muqueuses en général, mais surtout pour la conjonctive, le revêtement de l'urèthre, du pharynx, des amygdales, etc.

C'est le cas de rappeler ici l'intensité de certains germes septiques et aussi celle du microbe qui paraît spécialement lié à la production de la gonorrhée et de la blenorrhagie : le gonococcus. La nature et le degré d'intensité du virus doivent être les causes prépondérantes de la chronicité. Car toutes choses égales d'ailleurs, sur les autres muqueuses, (*urèthre ou œil*) c'est encore la qualité du virus qui juge la durée de la lésion.

4° *Les conditions névro-vasculaires défectueuses de l'utérus.*

Ces conditions sont les unes liées à l'apparition ou à l'évolution même des lésions de l'endometrium; telles sont les thromboses ou les stases veineuses et lymphatiques qui accompagnent les septicémies puerpérales ; les congestions réflexes qui sont dépendantes de l'existence des cicatrices douloureuses ; les atonies générales ou partielles du muscle utérin. Enfin les hystériques ou les femmes à tempérament excitable, sont fréquemment sujettes à des congestions actives ou à des spasmes qui gênent la circulation en retour. Chez elles, les métrites s'exacerbent avec une facilité extrême.

5° *Les irritations mécaniques et les congestions qui en dépendent.*

Ceci regarde surtout le coït, ou les frottements douloureux qui sont la conséquence habituelle des lacérations bilatérales du col suivies de l'éversion des lèvres du museau de tanche (ectropion). La muqueuse intra-cervicale, est, dans ce cas, renversée et frotte sur la muqueuse du vagin. De là, irritation constante et chronicité certaine d'une inflammation qui eût été tout à fait passagère si l'ectropion n'eût pas existé.

6° *Le manque de repos de l'utérus. La menstruation.*

La muqueuse utérine est en travail perpétuel. L'effort menstruel l'occupe presque continuellement. Il est difficile de penser que les conditions circulatoires de cette période soient plutôt favorables que défavorables à la cure de la métrite aiguë. Néanmoins, on en voit guérir spontanément.

7° *La structure de la muqueuse et la disposition des follicules glandulaires.*

Si l'on interroge cliniquement l'allure de l'inflammation dans l'étendue des voies génitales, on la voit persister dans les caractères les plus accentués de la chronicité : au *vagin*, dans les glandes folliculaires du vestibule ; à l'*utérus*, dans les follicules du col. Au corps, la disposition tubulée des cæcums et la situation profonde des culs-de-sac explique pourquoi, lorsque les culs-de-sac sont pris, la lésion est rebelle à toute guérison spontanée.

C'est là, pour moi, une cause puissante de la tendance à la chronicité de l'affection, si surtout on y ajoute l'influence de la nature du virus. Ces deux éléments suffiraient, je crois, à tout expliquer à défaut d'autre.

Dans ces conditions, on peut parfaitement comparer l'état de l'utérus affecté d'inflammation endométritique virulente ou septique à l'état de l'urèthre. La *métrite antérieure* ou métrite du col correspond fort bien à *l'uréthrite postérieure*. Dans ces deux sièges, l'inflammation est également rebelle et de longue durée ; dans ces deux points, on trouve des follicules ramifiés en grappes, profondément situés de structure identique. Je ne veux pas insister autrement, mais l'analogie est frappante.

Telles sont, présentées sous les sept rubriques précédentes, les conditions qui favorisent la production de la forme chronique de l'endométrite.

Conditions qui expliquent la persistance de la métrite totale à l'état chronique. — Sténose mécanique ou spasmodique du col utérin. — Difficulté du drainage naturel de l'utérus. — Spasmes douloureux de l'utérus, ses caractères cliniques.

Il n'est guère discutable que, dans les premières phases de la métrite chronique, c'est comme dans la forme infectieuse aiguë, le transport direct par les lymphatiques et par les éléments anatomiques des tissus qui fournit le mécanisme de l'entretien de l'inflamation chronique généralisée à tous les tissus utérins et péri-utérins. Nous devons encore à M. de Sinety la démonstration de cette donnée qui domine nettement dans son livre.

La muqueuse, à la période initiale est, dans toutes ses parties constituantes, cellules épithéliales et conjonctives, glandes et lymphatiques infiltrée d'éléments pathogènes. Elle se gonfle, s'hypertrophie et végète ou s'ulcère, saigne fréquemment, sécrète un pus plus ou moins abondant et riche en microbes pyogéniques, parfois un liquide moins altéré mais pourvu néanmoins d'éléments vivants étrangers à l'organisme. Parfois la sécrétion purulente alterne avec des périodes où l'écoulement est normal en apparence ou presque nul. La muqueuse et ses produits de sécrétion présentent, en un mot, tous les types anatomiques connus comme appartenant à l'endométrite chronique tels que la clinique et le microscope nous les ont fait connaître. Cet état se complique presque toujours de la vaginite chronique des culs-de-sac. Ces processus divers ne diffèrent pas d'ailleurs de ceux que l'on constate dans les inflammations chroniques localisées en des foyers inflammatoires qui se détergent difficilement.

Pour mieux exposer ma pensée, je comparerais volontiers ce qui se passe dans l'utérus enflammé chroniquement avec ce qui survient dans un abcès profond, fistuleux, à détersion difficile, ou dans certaines adénites.

Dans les deux cas, la paroi interne est infiltrée de microbes pyogéniques; l'écoulement des produits de l'inflammation se fait difficilement et les tissus circonvoisins participant de proche en proche aux influences de la résorption continuelle de ses produits, subissent de profondes altérations dans leur constitution : engorgements, indurations, empâtements, etc., plus ou moins étendus. La surface interne de l'utérus, il est vrai, ne se comporte pas, à cet égard, comme la paroi d'un abcès. Elle est appliquée sur un corps musculaire mobile, contractile, et de plus, elle est sujette à des fluxions périodiques commandées par la fonction menstruelle. A ce titre elle ne saurait se transformer en une sorte de loge kystique destinée à isoler la cavité enflammée à la manière de la coque d'un abcès ordinaire. L'assimilation n'est donc pas complète, mais la comparaison reste saisissante.

Pour l'utérus effectivement l'obstacle à la détersion, c'est, lorsque cet obstacle existe : *l'occlusion du col.*

Cette occlusion est tantôt le fait de la muqueuse boursoufflée et turgide, ou de la déviation de l'axe utérin, d'une flexion quelconque (*atrésie mécanique*) ;

Tantôt c'est un spasme habituel ou passager, douloureux (*atrésie spasmodique*).

Le spasme peut exister sans la douleur ; c'est rare. Tantôt la coarctation provient de la turgescence habituelle des parois musculaires de l'utérus due aux exsudats interstitiels, ou de la compression exercée sur l'organe par un exsudat paramétritique plus ou moins organisé. Généralement l'atrésie est plus fréquente dans les cas très anciens alors que déjà les lésions interstitielles ont transformé le tissu utérin normal en tissu fibroïde.

Exceptionnellement enfin, l'atrésie mécanique n'existe pas et la métrite en est plus aisément curable. C'est surtout dans les endométrites récentes que le fait s'observe, et, quant au spasme, s'il existe, il cède assez aisément.

Ici, je dois reconnaître que la plupart des auteurs acceptent, que dans la métrique chronique, le trajet cervical n'est généralement point rétréci. — Il faut s'entendre — s'il s'agit de faire pénétrer dans l'utérus une sonde ou un instrument, même assez volumineux, on le peut en effet. Il suffit de redresser le canal dévié, d'en suivre exactement la direction et la sonde a facilement raison de l'obstacle apporté par des fongosités molles ou par la muqueuse épaissie qui effacent la lumière du trajet du col. Mais il n'en est pas de même lorsqu'il s'agit de l'expulsion des produits contenus à l'intérieur de la cavité utérine.

Tous les auteurs s'accordent pour constater le plus souvent l'augmentation de la capacité de l'organe, sa distension et la rétention des produits, lorsque les sécrétions ou les exsudations séro-sanguines sont abondantes. Donc, ce qui n'empêche pas la pénétration de dehors en dedans par un instrument, empêchera fatalement le passage de dedans en dehors des sécrétions retenues.

On peut donc dire, qu'en règle générale, il y a dans l'endométrite chronique une sorte d'atrésie du col qui équivaut à la difficulté plus ou moins grande du *drainage naturel* de l'utérus. L'évacuation du contenu se fait périodiquement, et elle est rendue d'autant plus difficile que la musculature du corps de la matrice est plus malade et plus affaiblie.

Cette évacuation est parfois précédée et accompagnée de douleurs, de coliques, véritables *épreintes utérines*, sur la nature desquelles tous les auteurs ne paraissent pas bien fixés. On admet généralement que ces coliques sont dues soit à l'effort que fait l'organe pour chasser le contenu qui le remplit et le distend, mucus, sang, caillots, pus, soit à l'effraction violente subie par le trajet cervical dévié ou obstrué, soit enfin à un spasme douloureux, résultant de l'hypéresthésie morbide de cette région. Il ne me paraît pas qu'on ait beaucoup songé à la présence de végétations polypoïdes de la muqueuse dans l'étendue du canal du col et à l'irritation exercée par ces néoplasmes inflammatoires sur l'orifice interne. Souvent même la muqueuse n'est que tuméfiée et très légèrement bourgeonnante, à ce niveau, et cela suffit pour que ces *épreintes utérines* existent intenses et presque continuelles. Il n'y a qu'à racler ces productions, et les douleurs disparaissent. J'ai souvent enlevé avec la curette des lambeaux de muqueuse ainsi modifiée au niveau du col, uniquement pour en faire l'examen histologique, et le résultat a été parfois immédiat quant à la suppression de la douleur.

Je reviens et j'insiste sur la difficulté habituelle de la détersion utérine sur laquelle je ne conserve aucun doute et qui se révèle dans toute son évidence dès que l'organe est affecté d'une déviation, flexion ou version en avant ou en arrière. — Dans tous ces cas donc, la résorption des secreta septiques est inévitable. — Même lorsqu'il n'y a réellement point d'atrésie et que la détersion paraît facile, la résorption est favorisée par le *retour des menstrues* et l'effraction périodique de la muqueuse qui en est la conséquence.

Méso ou Myométrite. — Paramétrite. — Périmétrite

Des phénomènes primordiaux, localisés dans l'endométrium, constatables à des degrés très divers puisqu'ils existent dans toute métrite chronique, banals si l'on veut, mais sur lesquels j'ai insisté à dessein, découlent les altérations prochaines de la musculature utérine. — C'est ainsi que l'infiltration exsudative, la turgescence, l'inflammation chronique du reste de l'organe procèdent directement des processus morbides primitifs développés dans la muqueuse. — La paroi musculaire est, en effet, l'aboutissant immédiat des produits pathologiques résorbés. — Sans parler des vaisseaux lymphatiques, la paroi musculaire contient, je l'ai déjà dit, dans son épaisseur, le cœcum terminal de quelques-unes des glandes du corps qui sont habituellement malades dans toute leur hauteur. S'il s'agit de la portion cervicale, elle renferme les grappes et les lobules des follicules du col. Elle subit donc directement le contrecoup de l'état pathologique de la muqueuse. Je n'entreprendrai pas de rappeler ici les diverses formes sous lesquelles les auteurs décrivent les processus qui prennent place maintenant dans cette esquisse rapide de la myométrite. J'avoue même que cette nomenclature anatomique n'est pour moi ni nécessaire, ni utile. Les formes dites *parenchymateuse*, *interstitielle*, etc., souvent d'une manière très confuse, équivalent à des prédominances de telle ou telle variété de processus morbide, ou de telle ou telle période de l'évolution de la maladie. Elles sont inutiles et sont basées sur une erreur d'interprétation anatomique. A mon avis et bien que la donnée *histologique* me paraisse intéressante pour l'appréciation des lésions de la musculature utérine dans la métrite chronique, elle n'a qu'une importance secondaire dans l'espèce, dès que nous connaissons les liens pathogéniques qui dessinent la succession et l'enchaînement de ces lésions. La donnée *étiologique* me paraît, en pratique, bien supérieure à la donnée nosologique toujours plus ou moins artificielle.

Donc, je me contenterai de l'exposé précédent qui indique comment et pourquoi la paroi utérine devient malade après son revêtement interne.

J'ajouterai seulement que l'extension des lésions muqueuses vers la profondeur est d'autre part facilitée et entretenue par certaines conditions telles que l'arrêt de l'involution qui accompagne habituellement l'endométrite, quand il s'agit des lésions d'origine puerpérale. Je ferai ressortir ensuite, que les lésions du tissu musculaire sont beaucoup moins connues que celles de la muqueuse et qu'elles appartiennent surtout au *début de la maladie*.

La même explication s'applique aux tissus circonvoisins, *périmétrite*, *paramétrite*, *cellulite*, etc. ; leur histoire m'entraînerait trop loin. Elle trouvera sa place dans un autre travail.

Ainsi se trouvent reliés étroitement les phénomènes et les lésions qui caractérisent toutes les métrites chroniques. Je voudrais même aller plus loin, et dire simplement : *la métrite chronique*, pour bien montrer que cette simplification de la terminologie, et cette unification de la maladie sont d'accord avec l'esprit scientifique moderne qui remonte plus haut que la lésion, jusqu'à la cause qui la produit.

Si ma comparaison de tout à l'heure de la cavité utérine chroniquement enflammée avec la cavité d'un abcès fistuleux peut paraître contestable, les faits cliniques n'en sont pas moins certains, et je montrerai bientôt qu'ils sont corroborés par la similitude de la thérapeutique.

C'est surtout en se rappelant la métrite aiguë que l'on comprend que tout est solidaire dans l'ensemble des processus de la métrite chronique.

Etat général résultant de l'existence de la métrite chronique. — Métastases organiques insidieuses.

Je ne veux pas parler des conséquences qu'entraînent pour les malades le repos permanent, l'inaction forcée, le retour paroxystique ou la permanence des douleurs, la stérilité, la leucorrhée, les hémorrhagies, même les accès nerveux ou fébriles qui sont provoqués par le seul fait des congestions ou des douleurs intenses, mais bien du retentissement éloigné qui peut affecter l'organisme sous des modalités pathologiques diverses et qui n'a d'autre source que le transport des principes morbides puisés au sein de l'appareil génital malade chroniquement. — Depuis que j'ai publié mon travail sur les états infectieux de la puerpéralité, j'ai souvent rencontré des cas aigus de septicémie très atténuée, éclatant tardivement, insidieusement, sous des formes variées, à une époque parfois très éloignée de l'accouchement. J'ai ébauché, dans ma thèse, le tableau clinique de cette forme de la septicémie des femmes en couches, et je possède aujourd'hui les matériaux d'un travail assez complet sur ce sujet.

C'est souvent *trois* mois, *quatre* mois après un accouchement ou un avortement, accidentés par l'apparition d'une infection passagère en apparence et qui semble complètement s'éteindre par la suite, que s'accusent des états morbides divers : fièvre continue sans localisation organique précise, anémies graves avec aspect subictérique et crises fébriles intermittentes ou rémittentes, parfois rhumatismes fugaces, erratiques, caractérisés par la mobilité bien plus que par l'intensité des phénomènes réactionnels, caractérisés aussi par la localisation pleurale, endocardique ou péricardique. En un mot, ce sont des états vagues, difficiles à classer dans une série nosologique quelconque. Dans certains cas, la scène s'offre avec l'aspect d'une maladie grave; il *se fait du pus*. C'est la métastase pyoémique qui a accompli lentement son évolution par la création de foyers articulaires pleuraux ou méningitiques. Longtemps confinée dans des foyers fermés, dans un sinus veineux ou au sein d'un coagulum lymphatique, la colonie microbienne a été subitement libérée et s'est répandue dans l'organisme. La maladie, jugulée jusque-là, a éclaté sous une nouvelle forme.

Je ne puis insister longuement ici sur des faits que je me réserve de mettre en lumière plus tard, mais je puis d'un mot les grouper sous la dénomination de *fièvre puerpérale tardive*. Ce qui manque, en effet, à l'histoire de semblables états, c'est la notion étiologique. Le médecin cherche et ne trouve pas l'origine et la cause d'un semblable mal. Qu'il vienne à interroger la malade, il apprendra qu'elle a accouché ou avorté quelques semaines, quelques mois auparavant. Il apprendra en outre que la marche des couches n'a pas été absolument normale, qu'il y a eu fétidité des écoulements, douleur, fièvre, etc., que depuis, la santé n'a pas été parfaite. Dès lors, tout s'explique et beaucoup de ces affections post-puerpérales tardives qu'en raison de la difficulté de découvrir des lésions matérielles, l'on serait tenté de dissocier de l'infection primordiale éloignée, révèlent leur lien évident avec l'accident puerpéral ancien.

Je puis appuyer cette explication par des faits nombreux, recueillis avec soin et dont certains ont été observés par d'autres cliniciens que moi, entre autres par M. le Dr Hutinel, médecin des hôpitaux et par mon excellent ami M. le Dr Talamon, médecin des hôpitaux, pendant son clinicat à l'Hôtel-Dieu. Elle m'est garantie, quant à moi, par le soin que j'ai porté à l'étude suivie de mes malades et à la constatation rigoureuse de la marche de la santé depuis les couches jusqu'à la production des accidents tardifs.

Le lien intermédiaire entre l'infection puerpérale légère du début et l'infection tardive est toujours, dans ces cas, l'*endométrite*, accompagnée parfois de son cortège habituel de *lésions péri ou para-utérines* mais discrètes et malaisées à déterminer; parfois l'endométrite seule. Je n'ai pas besoin d'insister autrement.

Or, ceci ne saurait être un fait isolé, et tout observateur a déjà saisi la liaison qu'il est aisé d'établir entre les endométrites post puerpérales, et celles qui ont pour origine une autre cause.

Lorsque la *gonorrhée* ou la *blennorrhagie* ont envahi la muqueuse génitale et les tissus circonvoisins, les phénomènes à distance peuvent survenir de la même façon que dans la période puerpérale. J'ai la démonstration de ces faits par des observations que j'ai eu occasion de recueillir dans des conditions fort probantes. La doctrine des métastases dans les affections veneriennes est même, si l'on peut dire, mieux établie peut-être que pour le groupe d'affections dont je viens de parler. Assurément on n'a pas éclairci complètement toutes les lésions éloignées susceptibles d'éclater à leur suite, mais en ce qui concerne les décharges virulentes dans les articulations, la question est jugée. Je me contenterai de renvoyer à l'excellent travail publié par Talamon dans la *Revue de Médecine* de 1879 et à la Thèse de F. Brun.

Si donc, on est en droit d'accuser la blennorrhée chronique de ces graves atteintes lorsqu'il s'agit d'une affection simplement superficielle et récente du vagin, à plus forte raison ces atteintes sont-elles à redouter lorsqu'il s'agit d'une lésion vieille et profonde de l'utérus compliquée le plus souvent de maladies chroniques des annexes qui sont autant de foyers septiques secondaires surajoutés au foyer primitif utérin (*salpingite, ovarite et péri-ovarite, pelvipéritonite.*) Cette histoire de la gonorrhée de la femme est mal connue chez nous, malheureusement. Qu'il me suffise, en attendant qu'une occasion se présente pour la mettre en pleine évidence, de rappeler les travaux de Nœggerath, d'Angus Macdonald, de Léopold, de Sœnger, de Zeiss, de Tait, etc.

Enfin si je laisse de côté ces premières variétés d'endométrite, les plus fréquentes assurément, pour envisager les formes qui relèvent d'une étiologie plus ou moins obscure, telle que l'évolution utérine d'un *processus infecteux interne*, fièvre typhoïde, variole, scarlatine, etc., ou telle qu'une septicémie *banale* d'origine extérieure, occasionnée par l'introduction fortuite d'éléments microbiens pathogènes, par des instruments, pessaires, objets divers, — par l'altération du sang des règles ou des produits d'un catarrhe simple, j'arrive aux mêmes conclusions, à savoir que les métastases éloignées, une fois le foyer septique créé, sont tout aussi bien possibles dans ces cas que dans les autres. J'ai fait plusieurs autopsies dans lesquelles j'ai trouvé du pus dans les lymphatiques péri-utérins et utérins, et même dans des branches assez volumineuses qui sillonnaient les trompes, sur des femmes, qui avaient été soupçonnées de toute autre affection qu'une maladie génitale; on avait trouvé simplement pendant la vie un état général grave, des lésions pleurales ou pleuro-pneumoniques, tantôt des lésions hépatiques alors qu'il s'agissait d'une vieille métrite (Hotel-Dieu 1879). Je me rappelle une jeune femme affectée d'un kyste hépatique simple qui jamais n'avait donné lieu à aucun signe d'inflammation ou de réaction générale. Une métrite survient, avec catarrhe muco-purulent abondant, phénomènes pelviens, etc. ; le kyste se met à suppurer. La femme meurt de septicémie généralisée avec du pus dans les articulations et les méninges; on avait diagnostiqué une fièvre continue grave.

J'ai, sans chercher, rencontré des observations qui démontrent ces graves atteintes de l'état général dans la métrite, entre autres, une publiée par **M.** Tuffier (1) où il est question d'infection septique généralisée, provoquée par des pointes de feu pratiquées sur le col d'une femme chez laquelle des phénomènes de métrite avaient existé et s'étaient amendés sous l'influence du repos. Il est à croire que tout n'avait pas disparu, car le col était resté gros, et à l'autopsie on trouva du pus dans des veines du bassin. Que d'observations analogues ! Quand ce n'est pas une intervention intempestive ou dangereuse, c'est un excès de fatigue, un traumatisme, une violence.

Chez les femmes affectées d'endométrite, les règles provoquent même parfois l'apparition de phénomènes fébriles, mal caractérisés, avec courbatures, lassitude, état gastrique, éruption d'herpès, et c'est une notion bien connue des médecins que c'est à ce moment que l'invasion de certaines maladies, grippe, embarras gastrique, douleurs rhumatoïdes, névralgies, etc., font leur apparition saisonnière. Or, dans un grand nombre de cas où j'ai eu l'occasion d'observer de ces sortes de faits, je me suis assuré que presque toujours ces femmes ainsi frappées au moment de leurs règles traînaient depuis plus ou moins longtemps des métrites chroniques auxquelles elles s'étaient habituées, mais que chaque congestion ou chaque écart de régime venait réveiller assez habituellement. Ce n'est pas la période menstruelle et le prétendu mouvement qu'elle entraîne dans l'organisme qu'il faut accuser, dans les cas où une réaction générale se produit, mais le terrain plus profondément malade, la métrite qui couve, le principe pathogène qui sommeillait et qui a été réveillé par la fluxion périodique.

En résumé, quel que soit le principe pathogène, il est sujet non seulement à une multiplication in situ, c'est un fait indiscutable, mais il est aussi capable de diffusion généralisée, de métastases qui en imposent assez bien pour des maladies distinctes et indépendantes de l'affection génitale; c'est ce qui ressort des considérations qui précèdent. C'est ce que je fais rentrer dans l'étude de l'état général secondaire, de la constitution acquise, *deutéropathique*, si l'on veut, de la malade affectée de métrite chronique, retournant de la sorte la doctrine qui fait dépendre la métrite chronique d'un état général *protopathique*. Je ne nie pas ce dernier absolument, mais, à coup sûr, je crois davantage à la certitude et à la fréquence du premier.

---

(1) *Revue de Chirurgie*, 1883.

Résumé et Conclusions

Je résumerais volontiers ce qui précède par quelques aphorismes très simples :

1° *L'endométrite est la lésion initiale de l'inflammation de l'utérus.*

2° *Elle reste permanente dans l'inflammation chronique.*

3° *Dans la métrite aiguë et les périodes initiales de la métrite chronique surtout, la muqueuse enflammée est le foyer incessamment renouvelé qui alimente les foyers morbides secondaires : musculature utérine, lymphatiques, annexes, péritoine, parametrium.*

4° *L'occlusion du col : mécanique, spasmodique ou organique, quand elle existe, cause la rétention des produits septiques et favorise la résorption. Il en est de même des déviations accentuées, surtout la rétroversion.*

5° *La guérison spontanée de la métrite chronique est rendue très longue et très difficile, par la profondeur des lésions qui gagnent jusqu'aux culs-de-sac glandulaires, — par le retour périodique des règles, — par l'atonie de la musculature utérine qui ne concourt point à la détersion de la cavité et favorise, au contraire, la pénétration des germes phlogogènes.*

Ces prémisses posées, il me faut envisager avec précision les lésions anatomiques de l'endométrite, car il découle de ces données que la guérison de la métrite chronique est en quelque sorte dépendante de la guérison de l'endométrite. Or, on n'arrive à l'institution d'un traitement complètement rationnel que par la connaissance précise des altérations réelles de la muqueuse.

II

ANATOMIE PATHOLOGIQUE GÉNÉRALE DE L'ENDOMÉTRITE.

La notion d'origine et de cause, par rapport aux lésions, est prédominante pour fixer le principe général de l'intervention thérapeutique dans l'endométrite chronique.

La notion matérielle et la connaissance histologique des lésions sont prédominantes pour régler la forme et le degré d'action à exercer sur la muqueuse malade.

Je me trompe peut-être, mais il me semble qu'en général la notion des altérations subies anatomiquement par la muqueuse utérine chroniquement enflammée est très vague, sinon complètement ignorée.

Cela tient à plusieurs causes : d'abord à ce qu'on a très rarement l'occasion de les constater matériellement. Il y a beaucoup de praticiens qui n'ont jamais vu de bourgeons fongueux de l'endométrium et il y en a beaucoup plus qui n'ont pas examiné une coupe histologique d'une muqueuse hyperplasiée chroniquement.

Cela tient en second lieu à ce que les formes intenses, durables et caractéristiques de l'affection sont rares, comparativement aux formes légères, désignées généralement sous le nom de catarrhe chronique. Or, dans ces dernieres formes on soupçonne simplement un trouble fonctionnel, et on voit surtout la sécrétion viciée, la leucorrhée là où l'altération épithéliale de toute la muqueuse réalise souvent une endométrite du parenchyme, culs-de-sac glandulaires y compris.

Au fond, il faut avouer que la gravité et la durée de la maladie ne paraissent nullement se rattacher à la nature des lésions réalisées, mais bien plutôt à la nature du principe qui a déterminé ces lésions.

En effet, on conçoit fort bien une endométrite épithéliale totale qui occupera toute la muqueuse, voire même toute l'étendue des culs-de-sac glandulaires, sans que le tissu interglandulaire s'enflamme. Il suffit pour cela que le principe phlogogène soit assez discret et d'une vitalité très éphémère, la résistance du tissu assez considérable, l'effort curatif spontané.

On conçoit mieux encore que la lésion du revêtement épithélial ne se propage que très peu dans les conduits glandulaires et que la lésion reste toute en surface, parce que l'effort vital qui repousse continuellement vers leur orifice les éléments sécrétés dans la profondeur des culs-de-sac et qui vide le contenu de la glande dans la cavité utérine, persiste dans son intégrité. La musculature utérine n'aura point subi d'altération dans ses fonctions. Cela doit être le cas pour la gonorrhée.

Mais on comprend tout aussi bien qu'une inflammation septique qui survient après un avortement par exemple et qui surprend la muqueuse dépouillée en partie et réduite à sa couche profonde, le tissu musculaire étant lui-même dans de mauvaises conditions de résistance, crée une lésion totale et qui, même si l'involution s'accomplit, réalisera la forme la plus générale de l'endométrite épithéliale, sans préjudice des lésions interstitielles.

J'en dirai autant des conditions analogues qui surprendront l'utérus à la période menstruelle, surtout si la muqueuse subit habituellement, à cette époque, une desquamation appréciable, comme cela arrive chez certaines femmes affectées de dysménorrhée

Je ne saurais donc dissimuler que, malgré tout, je suis encore ici, comme pour la métrite en général, dominé par la notion de cause bien plus que par la notion de lésion. D'ailleurs il semble que les auteurs aient voulu justifier cette manière de voir par la variété et le nombre de synonymes qu'ils ont affectés à la maladie.

Fongosités utérines (Récamier). Endométrite hyperplastique chronique ou polypeuse (Olshausen). Dégénérescence fongueuse de la muqueuse utérine (Thomas). Endométrite chronique (Hégar et Kaltenbach). Métrite hémorrhagique (Weber). Métrite villeuse, Slawianski. Catarrhe chronique (classiques).

On en déduit aisément la nature et les formes anatomiques que Walton résume ainsi dans une récente monographie :

a) Forme diffuse à granulations serrées développées en groupes, érodées et ulcérées par le catarrhe chronique ou bien répandues sur toute la muqueuse, semblable à la conjonctivite granuleuse (*Atthill*).

b) Une hyperplasie générale uniforme de toute la muqueuse du corps utérin sans formation polypeuse. (Un état morbide pulpeux de la couche muqueuse. (*Tanner*).

c) De nombreuses végétations polypeuses répandues sur la muqueuse hyperplasiée (endométrite polypeuse d'*Olshausen*).

Les lésions microscopiques sont étudiées avec le plus grand soin dans le mémoire de Ruge cité précédemment et dans le chapitre dû à cet auteur qui se trouve intercalé dans l'ouvrage de Schrœder. Mais dans les comparaisons et les détails histologiques fournis d'après ces divers travaux, il est impossible de retrouver autre chose que le complexus banal de l'*inflammation* tel qu'on le rencontre sur toutes les muqueuses analogues. Les lésions, comme dans le larynx, comme dans le conduit auditif, etc., portent sur le substratum conjonctif qui prolifère, sur les glandes qui s'hypertrophient, s'oblitèrent, forment des kystes, etc., sur l'épithélium de protection qui disparaît dans sa forme régulière ou qui sert de base à la production de touffes villeuses. Ajoutez à cela les altérations des vaisseaux, varicosités, thromboses veineuses localisées, endartérite, hypertrophie des parois, ruptures et atrésies artérielles d'où apoplexies, ulcérations et nécroses partielles du tissu malade; enfin les altérations des sécrétions, sérosité, pus ou muco-pus, deliquiums des cellules épithéliales malades; enfin les hémorrhagies.

De ces lésions, dont les éléments primordiaux sont si aisés à saisir et à grouper, résultent les modifications d'aspect de l'endométrium, les vallonnements, les bourgeons exhubérants, puis les fongosités, les polypes (endométrite glandulaire de Schrœder), etc..., et de la prédominance de telle lésion visible sur les autres proviennent les classifications artificielles des auteurs.

On pourrait tout au plus accepter la nécessité de différencier les cas, suivant le degré de profondeur de la lésion, si la chose était possible et de distinguer les endométrites en *superficielles* et *profondes*, c'est-à-dire 1° en *épithéliales*, 2° en *parenchymateuses* ou *interstitielles*. Mais, *épithéliale*, l'endométrite serait tout aussi bien ou superficielle ou profonde suivant que les goulots ou les culs-de-sac folliculaires seraient ou ne seraient pas respectés. Les goulots étant atteints la lésion devient parenchymateuse. D'un autre côté, les conduits glandulaires n'échappent guère à une inflammation qui s'installe dans les cellules de revêtement de leur orifice et des zones restreintes qui séparent ces orifices. Enfin si l'épithélium est malade d'une façon tant soit peu sérieuse, le stroma inter-glandulaire, le tissu interstitiel seront forcément altérés. Quel résultat découlerait-il de ces divisions pour la pratique, du moment que l'on accepte que la lésion glandulaire est quasi constante, pour peu que la maladie soit ancienne ?

Quelle nécessité donc de distinguer en pratique, puisque, s'il faut extraire les parties malades et particulièrement les glandes, il faudra agir sur toute la muqueuse?.. car les glandes sont autant de clous qui pénètrent de la surface de l'endométrium à la couche musculeuse de l'utérus. Que le stroma interstitiel soit ou paraisse peu affecté, il n'en est pas moins acquis que les assises épithéliales superficielles se continuent dans les goulots, jusqu'aux culs-de-sac des glandes, constituant le revêtement total de l'endométrium et que ce revêtement est souvent malade dans sa totalité. Même phénomène s'observe dans les uréthrites chroniques, au niveau des glandes prostatiques. Seulement, pour la muqueuse utérine la proposition thérapeutique est des plus simples. Il s'agit en effet d'une membrane molle, de structure purement cellulaire; de plus elle est, de sa nature, caduque et subit mensuellement une desquamation plus ou moins profonde, conditions requises pour que l'abrasion, le grattage, le raclage, l'écouvillonnage, en un mot toute opération destinée à la détruire soit d'autant plus aisée à pratiquer.

D'une part, il sera impossible de limiter l'action de la curette autrement qu'à la paroi solide représentée par le plan musculaire qui sert d'assise à la muqueuse.

D'autre part, toute action qui n'atteindra pas toute l'épaisseur de la muqueuse risquera d'être insuffisante.

J'arrive donc à résumer les conclusions de cette seconde partie aux propositions suivantes :

1° *Les lésions muqueuses de la métrite se concentrent tantôt dans une tendance végétante et hyperplasique qui ne cède à aucun traitement, sinon à la destruction totale, tantôt dans une sténose générale des glandes et un état kystique de leurs culs-de-sac qui n'est curable que par des procédés thérapeutiques du même genre.*

2° *Ces lésions d'ensemble aussi bien que les autres lésions accessoires, dont je ne puis que fournir l'indication abrégée : varices, thromboses, ulcérations, ruptures, granulations, etc., ont pour conséquence des symptômes habituels dont les principaux sont :*

a) Altération des sécrétions (muco-pus, pus), catarrhe chronique ;

b) Métrorrhagies à répétition et ménorrhagies ;

c) Douleurs : par rétention, par spasmes, par irradiations pelviennes.

Le tout sans préjudice des phénomènes symptomatiques dépendant des altérations variables des — parois musculaire, celluleuse ou péritonéale de l'utérus, lorsque ces altérations sont accentuées.

3° *Pour obvier aux conséquences des lésions pathologiques complexes qui caractérisent la métrite chronique, il me paraît qu'une thérapeutique très rationnelle s'impose:*

D'une part ouvrir aux sécrétions une voie d'élimination large et aisée et assurer du même coup la possibilité d'une action directe sur la muqueuse. D'autre part modifier la muqueuse dans toute son épaisseur.

A ces deux indications correspondent:

1° Le traitement local de la surface utérine.

2° La dilatation du col utérin.

III

TRAITEMENT DE L'ENDOMÉTRITE

Je laisse de côté le traitement de l'endométrite du *col* pour en faire le sujet d'une étude séparée. Je me borne ici à la thérapeutique dirigée contre l'endométrite du *corps* de l'utérus.

A. *Injections intra-utérines.*

Je passerai rapidement sur les procédés insuffisants réalisés par les injections de liquides peu caustiques, ou même de solutions caustiques assez concentrées pour atteindre profondément la muqueuse. Ce n'est pas que je les croie dangereuses au point de vue de la pénétration des liquides dans les trompes et le péritoine, car malgré les assertions basées sur des expériences cadavériques et sur le raisonnement pur, en pratique rien n'est moins prouvé. L'innocuité même du procédé paraî certaine depuis qu'on s'entoure de précautions antiseptiques suffisantes. Liebmann, Gallard, Pajot qui l'a employée pendant quinze ans, Schwartz qui a observé un nombre très considérable de cas dans la clinique d'Olshausen à Halle, Schiffers qui se fait le défenseur de cette méthode, et beaucoup d'autres qui lui restent fidèles, n'ont que très rarement à déplorer des accidents. Son infériorité consiste dans son infidélité et dans la nécessité de recourir plusieurs fois à son emploi. D'un autre côté, pour être faite avec sécurité, elle nécessite la dilatation répétée à chaque nouvelle reprise du traitement si on ne veut pas s'exposer à des accidents (Kœberlé, Kien, Schiffers, etc.). Elle laisse le champ libre à la fantaisie des médecins en ce qui concerne les topiques à employer. C'est là une source de dangers que j'envisagerai tout à l'heure. Enfin, elle est contre-indiquée par ce seul fait qu'il existe des complications inflammatoires autour de l'utérus.

Dans les cas ordinaires et lorsque je m'y crois autorisé, je n'hésite pas à faire passer dans l'utérus cinq et six cents grammes de solutions antiseptiques et je n'ai jamais vu d'accidents. Il suffit pour les écarter que le retour du liquide soit assuré, ce que ma sonde dilatatrice réalise parfaitement. Mais de ce que ces lavages peuvent avoir leur utilité et peuvent même suffire à guérir des endométrites récentes et légères, il ne s'ensuit pas qu'elles suffisent à la guérison des formes chroniques invétérées.

B. *Cautérisation profonde de la muqueuse avec des crayons caustiques solides.* — Pour ne parler que du *nitrate d'argent seul,* j'accorderai que ce topique atteint la muqueuse profondément et la modifie heureusement dans les cas légers. Je sais nombre de médecins qui en usent avec succès dans les catarrhes récents et accidentels. Mais les accidents sont fréquents et j'ai déjà vu beaucoup de para-métrites, qui n'ont d'autre origine qu'un semblable traitement. De plus, il faut y recourir plusieurs fois si le cas est tant soit peu ancien.

C. *Badigeonnage avec des pinceaux.* Même critique.

Les objections les plus sérieuses à ces méthodes proviennent de ce fait qu'elles n'ont pas de prise sur les métrites invétérées, et chaque fois qu'il existe des végétations épaisses, des masses fongueuses ou polypoïdes, leur action est fréquemment fruste.

Les caustiques solides n'atteignent pas tous les points de la surface utérine et il suffit d'un point resté intact pour que la métrite se reproduise.

Les solutions liquides ne peuvent être employées qu'à un faible degré de concentration sous peine d'accidents variés ; elles n'agissent que superficiellement, par conséquent, et ne peuvent servir que dans des cas très légers où la dilatation agit parfois seule.

Ce qui précède peut trouver sa confirmation dans ce fait que les plus récents défenseurs de la méthode, dont j'ai cité les travaux, acceptent la nécessité de l'emploi de la curette pour les cas où la muqueuse est épaissie et végétante.

Enfin, une autre objection réside pour moi, dans l'emploi de *caustiques* coagulants, c'est-à-dire dont l'action est toute mécanique et provoque la formation d'une eschare solide, véritable barrière à l'excrétion des produits septiques. Je reviendrai tout à l'heure sur ce point et je montrerai d'où proviennent les dangers qui résultent de ce procédé.

TRAITEMENT CHIRURGICAL DE L'ENDOMÉTRITE

DE LA CURETTE.

On lit dans le livre de Churchill, traduction de Leblond, p. 311 :

Curette. « Récamier avait eu l'idée de détruire les fongosités à l'aide d'une curette qu'il inventa à cet effet. Le raclage de la cavité utérine, tombé bientôt dans un funeste oubli, fut plus tard réhabilité par Robert, Trousseau, Maisonneuve, Nélaton et Nonat ; mais malgré l'autorité de ces noms, cette méthode de traitement n'est point employée d'une façon générale et ne peut passer dans la pratique journalière de la médecine, à cause des craintes qu'elle inspire à juste titre. Le raclage de la cavité utérine peut, en effet, donner lieu à des accidents sérieux et même mortels, par suite de la perforation de la matrice ou du développement d'une métrite suraiguë qui peut se propager au péritoine ; ainsi Aran cite trois cas de mort à la suite de cette opération. La perforation de la matrice n'a d'ailleurs rien qui doive nous surprendre, si l'on se rappelle que la métrite muqueuse chronique s'accompagne le plus souvent d'un ramollissement du parenchyme utérin et d'un amincissement des parois de l'utérus dû à la métrite parenchymateuse concomitante. Néanmoins, ce moyen a parfois été suivi de guérison, à cause de l'inflammation substitutive qui se développe à la suite du raclage de la muqueuse. »

« . . . Nous croyons devoir condamner, en régle générale, l'usage de la curette. »

Je constate, d'autre part, dans le propre traité de Gynécologie de *Leblond*, d'abord que cet auteur ne parle du curage utérin que dans les cas où la muqueuse utérine est recouverte de fongosités dans une étendue plus ou moins grande (p. 486) et ensuite qu'il insiste surtout sur le danger de cette opération. « Elle ne doit être employée qu'avec la plus grande réserve. *M. Courty* se montre très peu disposé à recourir à ce moyen ; nous partageons complètement les vues du savant chirurgien, persuadé que nous sommes que l'on peut obtenir ordinairement la guérison des fongosités de la matrice par l'emploi de moyens beaucoup moins dangereux. » (P. 487).

Je prends occasion de citer un mémoire de Walton (de Bruxelles) sur le curage de l'utérus (p. 10). — « Nous n'ignorons pas que pendant longtemps on a considéré à tort le curage de l'utérus comme une opération brutale. — Aran déclare le curage une *pratique hasardeuse*; elle est, pour Becquerel, *barbare*. Mais c'était à l'époque où l'on ne connaissait que la curette de Récamier, instrument défectueux et dangereux..., et où le plus petit traumatisme était souvent la source des complications les plus graves. Aujourd'hui que nous possédons des curettes qui n'ont de rapport avec celle de Récamier que le nom, et grâce aux progrès croissants de l'antisepsie, nous pouvons affirmer avec Terrillon que l'opération est réellement bénigne. Ce qui n'empêche qu'on trouvera encore aujourd'hui, ainsi que le dit si bien Kaltenbach, des opérateurs qui la qualifieront de hasardeuse, barbare, voire même d'excentrique, d'audacieuse, de mortelle, etc. *Il est plus que probable que ces chirurgiens n'ont jamais pratiqué ou même ne comprennent pas la technique de l'opération.* »

Je me rattache volontiers à cette appréciation qui reproduit à peu près ma pensée.

Là où je me sépare de Walton c'est d'abord quand il critique la curette de Récamier et ensuite quand il veut, dans un autre passage, déposséder *Récamier* de l'invention de la curette pour l'accorder à *Simon*. Or les Allemands ne contestent pas l'invention du procédé et de l'instrument au gynécologue français, et ce n'est pas une raison parce qu'il n'en a pas étendu l'usage à la destruction du cancer, pour lui refuser le mérite absolu de la priorité dans la *thérapeutique chirurgicale intra-utérine*. Personne n'avait jamais songé à contredire à cette donnée historiographique.

Voici quelques indices bibliographiques et quelques appréciations relevées dans la littérature étrangère qui montrent que l'adoption de la curette est assez générale. C'est contre les formes invétérées de l'endométrite, contre les végétations et les fongosités qu'elle est surtout usitée, ainsi que contre les hémorrhagies qui en sont la conséquence.

Bergesio. (*Répertoire Universel.* Mars 1886, p. 151). Endométrite.

L'auteur, après avoir passé en revue les différents traitements de cette affection, trouve que le meilleur est : 1° le raclage utérin à l'aide de la cuiller de Simon, de la curette de Récamier ou celle de Sims, selon qu'on a à enlever des fongosités ou de simples exsudats muqueux ; 2° le transport des substances médicamenteuses dans la cavité utérine. A cet égard, il préfère la teinture d'iode pure ou coupée avec de la glycérine. L'acte opératoire est composé de plusieurs temps : 1° traitement préalable de la déviation utérine, s'il en existe ; 2° dilatation de l'orifice et de l'isthme utérin ; 3° prolapsus artificiel de l'organe ; 4° injection d'eau tiède antiseptique ; 5° raclage de la cavité, et 6° injection ou application de teinture d'iode sur la muqueuse. L'auteur porte à l'appui de la valeur de ce traitement quatre observations de guérison et deux cas encore en traitement.

Olshausen (Monogr. 1875, *über chronische hyperplás. endomet. des corpus uteri*).

Brennecke. (*A. K. f. gynæk.* xx, p. 455, 1882. Il y a trois espèces d'*endométrite fongueuse* ou *hiperplàstique* au point de vue de l'étiologie :

1° Endométrite fongueuse ou hyperplastique d'origine *ovarienne*, menstruelle, etc. ;

2° Endométrite fongueuse ou hyperplastique, d'origine *utérine* (catharre, rétroflexion, atrésie, etc.);

3° Endométrite fongueuse ou hyperplastique déciduale (rattachées à l'avortement avec rétention partielle des membranes).

Le traitement rationnel est le *curage*. Il ne met pas complètement à l'abri des récidives. L'auteur rejette les cautérisations intra-utérines en général.

Martinow (Wratsch, 18 mars 1886). Curettage de l'utérus contre l'endométrite hémorrhagique, contre l'endométrite fongueuse.

Hunter (*Arch. de Tocol.*, octobre 1885, p. 867). L'*endométrite fongueuse* a été étudiée en France par Robert d'abord (1846), par Robin ensuite (1848), Rouyer (1848) (thèse inaugurale) ; plus tard par Nélaton, Ferrier, Kœberlé, Richet, Aran, Courty, Gallard, Nonat, etc. Les Allemands ont surtout étudié la maladie au point de vue microscopique.

Le traitement consiste dans le *curage de la matrice.*

Léopold Meyer conseille comme traitement de l'endométrite chronique : grattage avec la curette de Récamier modifiée par Sims, suivi d'injections d'acide phénique à 4 0/0. Si cela ne suffit pas, il faut en arriver à la cautérisatlon avec l'acide nitrique, puis seigle ergoté et lavages vaginaux avec l'eau phéniquée à 2 1/2 0/0 ou le sublimé à 1 1/000. (*Centralblatt. f. gyn.* 20 septembre 1884).

Rheinstaedter a imaginé une cuiller curette à irrigations antiseptiques *spullœfel.* (*Centràlblatt. f. gyn.* n° 3, 1884).

Prochownick (*Wolkm. Samml.*, n° 193). Sont susceptibles de l'emploi de la curette tranchante :

1° Les formes graves d'*endométrite chronique*, surtout celles qui s'accompagnent d'hémorrhagies et dans lesquelles il existe des excroissances fongueuses de la muqueuse ;

2° *Les endométrites secondaires* dans les cas de métrite chronique.

Résultat satisfaisant dans vingt-cinq cas d'endométrite chronique.

Werbecker Steenefel (*Ark. f. gyn.*, xx, p. 286, 1882). Mêmes conclusions que Prochownick (*loc. cit.*). Ne veut pas de narcose chloroformique, parce que l'opération est peu douloureuse. Il se pourrait aussi qu'on imprimât à la cuiller une direction vicieuse, et on ne pourrait pas en être averti par la patiente elle-même.

Rabenau (*loc. cit.*). Sur quatre-vingt-seize endométrites, a rencontré trente-sept fois le rétrécissement pour lequel il fit la discision, vingt-fois compliqué d'allongement hypertrophique du col ; vingt et une fois métrite chronique ; trente-huit fois, endométrite hémorrhagique ; (sept fois ovarite et salpingite : chez quatre, guérison parfaite et arrêt des hémorrhagies, etc.).

Duvelius (*Société gynécologique de Berlin*, 11 janvier 1883). (Toc. 1884). Etudie le grattage en général — plusieurs cas dans la rétention de débris placentaires. (Soixante femmes devinrent enceintes après le grattage (pratique de Martin de Berlin).

Clinton Cushing recommande la curette mousse dans le traitement de l'*hémorrhagie par congestion* de l'utérus ; surtout dans les cas d'*hypertrophie* du corps ou de subinvolution.

La première période cataméniale qui suit le curage est souvent profuse, et l'abondance ne diminue souvent qu'à la seconde ou à la troisième.

Quand le curage est fait dans des cas bien indiqués, avec les précautions antiseptiques voulues, en faisant garder le lit immédiatement après, en donnant de la morphine s'il y a douleur, *il peut être considéré comme à peine un peu plus dangereux que le passage de l'hystéromètre.* Il faut se servir de la curette mousse de Thomas. Les curettes tranchantes sont dangereuses.

Hart et **Barbour** (p. 343, traduction de Crouzat), emploient la curette contre l'endométrite, même pour les cas de cellulite ou de péritonite aiguës concomitantes. Ils décrivent longuement le manuel opératoire. Ils acceptent l'usage des caustiques portés dans l'utérus dans certains cas et font également une place aux injections intra-utérines. Leur étude est plutôt une exposition qu'une discussion décisive. L'abaissement de l'utérus rentre dans la méthode ainsi qu'ils la développent. Le chloroforme n'est indispensable que dans le cas où la malade est très nerveuse.

Je pourrais fournir une foule d'autres noms : **Schrœder**, **Martin**, **Braun**, **Bandl**, **Veit**, etc. Mais il est inutile de multipiier davantage les citations. Je m'exposerais à répéter ici la longue notice historique que j'ai établie pour la défense du curage dans l'avortement incomplet et l'endométrite *post-partum* ou *post-abortum* étudié dans un autre travail. — Celle-ci complète l'autre.

Et maintenant, je voudrais pouvoir dire que cette pratique, qui fut la nôtre autrefois, trouve aujourd'hui des adhérents en France ; je voudrais pouvoir citer, sinon un courant bien établi, au moins une tendance, mais malheureusement jusqu'ici cette tendance ne se voit pas, et ce qui se voit, au contraire, c'est une hostilité très accusée contre les méthodes d'action énergiques.

Demarquay se servait quelquefois de la curette, mais surtout contre le cancer. **Ménière** la vante cependant contre l'endométrite végétante.

Depuis l'hostilité qu'ont manifestée, contre le curage, les membres de la Société de chirurgie en 1884 (séances de juin et juillet), il ne s'est pas élevé de protestation.

M. Terrillon a traité la question plus récemment et s'est montré adhérent de la méthode, mais il ne paraît pas qu'il en ait encore beaucoup usé contre l'endométrite.

Dans la thèse d'un de ses élèves, **F. Adriet**, Paris 1885, je vois quelques observations de raclage dans les cas de cancer, pratiqué par M. Terrillon, mais, dans ce travail, tout ce qui touche à l'endométrite est d'origine étrangère.

Choix de la curette.

J'ai eu soin de spécifier que je n'entendais m'occuper que de l'endométrite du corps de l'utérus. Le choix de l'instrument est dès lors tout décidé. Je doute qu'aucun réalise mieux le but que la curette longue de Récamier. Celle de Sims convient pour les fongosités carcinomateuses du vagin ou du col, mais ne peut être utilisée pour la cavité utérine. J'en dirai autant des autres instruments plus ou moins perfectionnés. Aucun n'est aussi simple et aussi pratique que la curette de Récamier. Il en existe de dimensions diverses. Généralement on en trouve trois types courants chez les marchands d'instruments, d'*étroits*, de *moyens*, de *larges*. Les types moyens sont les meilleurs. Il est rare que l'on ne réussisse pas à les introduire aisément dans la plupart des utérus affectés d'endométrite chronique.

Une question se pose : de la curette *mousse* ou de la curettte *tranchante*, laquelle est la préférable ? Sans chercher d'autre avis, je préfère pour mon compte la curette tranchante. Quand il s'agit de gratter dans l'utérus un spécimen de muqueuse pour en faire l'analyse et arriver au diagnostic, la manœuvre est plus facile.

Si l'on a affaire à des végétations un peu dures, ou à des productions polypoïdes molles à pédicule mince et long, qui fuient sous l'instrument, il est plus avantageux de couper que de gratter avec un corps mousse. J'ai donc soin de faire toujours affiler soigneusement un des bords de mes curettes, et je laisse l'autre mousse, pour le cas où je ne veux que gratter. L'extrémité de l'instrument reste également mousse.

Du reste, comme j'ai l'habitude de ne jamais user de la curette même dans le cas où elle est indispensable, sans faire suivre l'opération d'un écouvillonnage en règle, la distinction précédente perd un peu de son importance pratique. C'est surtout pour moi une question de rapidité.

Préliminaires de l'opération.

1° S'assurer qu'il n'existe point d'inflammation récente dans les tissus péri-utérins.

2° Irrigation antiseptique du vagin pendant quelques jours.

3° Placer la malade dans le décubitus dorsal.

4° La chloroformiser si elle est très craintive et très sensible ; mais n'aller jamais jusqu'à narcose complète. Dans l'immense majorité des cas l'opération n'est pas douloureuse. D'autre part, la sensibilité exagérée témoignée par la patiente peut être utile à l'opérateur et le préserver du danger d'une perforation. Je cite cette opinion d'après certaines autorités, mais quant à moi je n'ai jamais eu l'occassion d'en vérifier l'utilité.

J'ai pu souvent, soit à ma consultation, soi en vue d'un examen, curer un utérus sans que la malade s'en doute. Elle n'avait pas plus souffert que pour un examen ordinaire. Ces affirmations paraîtront assez extraordinaires à certains médecins. Mais, il y a aujourd'hui un assez grand nombre d'élèves et de praticiens qui ont été témoins de ces faits, pour que je n'hésite pas à les certifier.

5° Attirer l'utérus en plaçant une pince sur la lèvre antérieure du col. Cette pince est tenue par un aide, qui comprime de sa main libre le fond de l'utérus et l'abaisse vers la vulve.

Le pincement de la lèvre antérieure du col n'est pas douloureux ordinairement, si on ne pince que le museau de tanche. Il l'est parfois, si on a saisi la muqueuse du cul-de-sac vaginal. Il l'est encore lorsque le col est sensible et irritable ou très malade lui-même. En tout cas, la sensation douloureuse est relativement faible et de courte durée.

6° Récliner le périnée au moyen d'un large spéculum de Sims, qu'on introduira très peu pour ne point gêner l'attraction de l'utérus.

7° S'assurer de la direction du conduit utérin par le cathétérisme préalable. D'ailleurs les tractions sur le col ont pour résultat de redresser ce conduit et de rendre l'introduction de la curette très aisée. On peut même choisir pour ainsi dire l'axe suivant lequel on désire opérer, en dirigeant à volonté la situation de l'utérus avec la pince à traction et la main.

8° Introduire la curette de la main droite suivant l'axe connu du conduit utérin, et saisir de la main gauche le fond de la matrice à travers la paroi abdominale. Dès qu'on a senti le contact de l'instrument qui indique que son extrémité a touché le fond de la cavité, on racle fortement en allant de droite à gauche et en faisant décrire des demi-cercles qui se complètent les uns les autres, de telle sorte que toute la surface de la cavité soit abrasée. De plus, il faut que la curette agisse profondément et enlève toute l'épaisseur de la muqueuse jusqu'à la couche musculaire. On retire l'instrument à chaque fois pour recueillir les débris enlevés s'il en existe. Mais, je crois devoir recommander de ne retirer la curette qu'après avoir bien gratté partout, et avoir accompli la plus grande partie de la besogne, car, à chaque nouvelle reprise, le col se rétrécit et l'introduction de l'instrument devient moins aisée.

Il arrive généralement que les contractions de la totalité de l'organe amènent ce résultat.

Cependant, on observe parfois que la matrice a l'air de s'agrandir en profondeur, la curette qui ne pénétrait que de 8 à 9 centimètres au début de l'opération, pénètre au bout de quelques secondes à 10 et 12. On croit avoir perforé l'utérus et on s'arrête indécis, souvent effrayé, et on hésite à pousser davantage l'instrument qui semble devoir disparaître tout entier dans la matrice. Quelques auteurs pensent que dans quelques cas, probablement des cas de cet ordre, ils ont pu pénétrer dans l'orifice d'une trompe largement dilatée. Je ne crois guère à cette interprétation. J'ai constaté assez souvent cette disposition de la matrice pendant le curage, et je l'explique par le fait que la chose n'arrive que dans des cas où la paroi musculaire est mince et atone. Le sang l'emplit aux premières tentatives, et l'écoulement interne augmentant la distension des parois, s'accomplit sans difficulté. Une fois amincie, la paroi repoussée par l'extrémité de la curette augmente la longueur de la cavité, aux dépens de la largeur, comme si dans une vessie flasque à demi remplie, on faisait pénétrer un cathéter sans permettre l'issue de l'urine. Le plus singulier, c'est que la malade ne témoigne ni sensation spéciale, ni douleur dans ce cas. Ces utérus sont vraiment des utérus en caoutchouc. C'est même un singulier contraste que la tranquillité du visage de la patiente, et l'anxiété peinte sur les traits de l'opérateur. J'en parle un peu par expérience. On aura aisément le mot de l'énigme en retirant la curette, et, si cela est nécessaire, en dilatant un peu le col avec un dilatateur de Sims ; on verra sortir alors du sang en assez grande abondance, mais avec cette particularité qu'il est généralement à demi-coagulé et comme en gelée. J'ai observé surtout ces phénomènes chez trois femmes, l'une affectée d'une vieille endométrite caractérisée par une végétation sarcomateuse diffuse de la totalité de la muqueuse, les deux autres d'endométrite déciduale *post abortum* de plusieurs mois. Ce sont bien là des conditions avantageuses pour favoriser la distention excessive de la matrice. Le sang n'a aucune tendance à s'écouler par le col, en raison de l'atonie de la paroi et de la rapidité de la coagulation.

Hormis ces cas, on sent toujours et on contrôle aisément l'action de l'instrument.

Il faut que le grattage soit complet ; c'est-à-dire qu'il ne faut laisser aucun angle, aucune dépression sans en enlever la muqueuse. L'expérience a prouvé qu'il suffit de laisser quelques bourgeons pour voir la maladie persister et s'étendre à nouveau.

9° *Ecouvillonner* à plusieurs reprises la cavité utérine après le retrait de la curette une fois son œuvre accomplie. Plus loin je m'étendrai longuement sur l'emploi de l'écouvillon et sur le choix des topiques à employer. Je me contente de dire ici qu'il faut employer un écouvillon à crins durs, et de dimension moyenne.

10° On termine par l'introduction de la sonde dilatatrice dont j'ai fait connaître déjà la disposition. Elle vient de subir une très heureuse modification qui en rend le maniement très facile. Un grand courant d'une solution au sublimé à 1/2000 et à la température de 40 à 45. c. permet de balayer les derniers débris de muqueuse ou de caillots. Il suffit d'une irrigation de quelques secondes. Au retrait de la sonde, l'organe a repris toute sa contractilité.

11° Un écouvillonnage avec un écouvillon très doux, fortement chargé de glycérine créosotée à 1/3 termine la séance. Il faut avoir soin de déposer dans la cavité utérine le plus possible du topique.

12° Pulvérisation d'iodoforme sur le col, et tampon de glycérine iodoformée dans le fond du vagin, pour aider à la décongestion de l'utérus.

Suites opératoires

Douleur. — Généralement il n'y a pas de grandes douleurs après l'opération. Je n'en ai guère observé que dans les cas où il existait des déviations de l'utérus en arrière, ou une névropathie accentuée.

Peut-être qu'alors, l'accumulation du topique dans le fond de l'organe renversé causait la sensation pénible. On sait d'ailleurs que, dans ces cas de rétroversion ou de rétroflexion, le fond de l'utérus est douloureux, soit par le fait de la salpingite concomitante, soit par le fait de la congestion entretenue par la déclivité et la rétention des sécrétions morbides.

En dehors même de ces cas, quelques femmes souffrent pendant quelques heures. Ce sont des *coliques* généralement dont elles se plaignent. Chez quelques-unes, ces coliques se reproduisent à de rares intervalles pendant deux ou trois jours. Dans l'immense majorité des cas, il n'y a pas de douleur réelle, suffisante au moins pour nécessiter une thérapeutique spéciale ou pour alarmer.

Hémorrhagie. — Elle est insignifiante pendant l'opération. Elle est nulle après l'opération. J'ai vu céder au premier curage une hémorrhagie qui continuait depuis trente-cinq jours. Il s'agit d'une malade qui figure dans mes tableaux et qui avait été adressée à ma clinique par le docteur Guérin. Elle durait depuis plus longtemps encore chez une malade du docteur Genesteix et le résultat fut le même. La chose s'explique aisément d'ailleurs. L'hémorrhagie provient de bourgeons exubérants, très vasculaires, pourvus de capillaires à paroi mince et friable; les cellules de revêtement sont altérées par l'inflammation, le sang est souvent maintenu à haute tension dans ces capillaires par la gêne que rencontre la circulation en retour, au travers des parois contractiles et irritées de l'utérus. D'où ruptures fréquentes, hémorrhagie, apoplexie ou transsudation perpétuelle d'un sérum coloré. La curette détruit les bourgeons ; reste la paroi musculaire dont la contraction efface la lumière des artérioles qui la pénètrent, et l'hémostase est accomplie. Ainsi s'explique ce fait assez paradoxal au premier abord, qui montre qu'une opération, sanglante par elle-même, en ce qu'elle met à nu de larges surfaces vasculaires, soit le meilleur moyen pour arrêter l'hémorrhagie provenant de ces mêmes surfaces.

Sécrétions. — Dans les quelques jours qui suivent l'opération, on assiste à un écoulement de liquides épais, provenant de la déliquescence des cellules les plus profondes de la muqueuse restées adhérentes à la couche musculaire. Cet écoulement dure peu, et au bout de cinq à six jours il est tari. En tout cas, il est exceptionnel de voir du sang pur sortir de l'utérus. Tout au plus a-t-on affaire à un liquide rosé, de moins en moins teinté, et finalement à une sérosité incolore.

Précautions post-opératoires.

N. B. — *Il importe de maintenir assez longtemps l'asepsie du vagin par des tampons iodoformés ou sublimés.* On ne se relâchera de ces précautions que lorsqu'on aura lieu de croire qu'une nouvelle muqueuse solide et résistante s'est formée de toutes pièces.

J'ai déjà dit que certaines de mes malades partaient de ma consultation après un nettoyage très complet de la cavité utérine.

Toutefois je ne le permets que lorsque je me suis borné à un simple écouvillonnage doux. C'est là un pansement intra-utérin plutôt qu'une opération véritable.

Mais lorsque je fais l'écouvillonnage avec un instrument dur ou le curage avec la curette métallique, j'exige le repos d'un jour au moins. Je ne permets les mouvements qu'après contrôle de l'état de l'utérus, des annexes et du tissu péri-utérin.

Contre la douleur, si elle existe, outre les lavements laudanisés qui suffisent parfaitement, j'emploie les frictions à l'essence de térébenthine pure, répétées à une heure d'intervalle. Il faut aller chaque fois jusqu'à la rubéfaction de la peau.

Ces précautions me paraissent devoir toujours suffire. En tout cas, elles m'ont toujours suffi jusqu'ici.

ÉCOUVILLON ET ÉCOUVILLONNAGE

L'écouvillon n'a point d'historique. Il présente, je crois, un progrès sur l'usage du pinceau à aquarelle, du porte-ouate intra-utérin de Tennesson, du graphidomètre de Ménière, etc.

Je l'ai mis en pratique dès 1880, et depuis cette époque j'ai eu souvent l'occasion de parler ou d'écrire à son sujet. Je n'entrerai donc point de nouveau dans le détail de sa description.

Qualités indispensables pour un bon écouvillon.

Il faut que les crins soient égaux, de résistance uniforme et bien maintenus.

Il faut que l'extrémité de l'instrument en soit bien exactement pourvue, et représente l'extrémité hérissée de la tête de loup. Pour arriver à ce résultat, il est nécessaire que tout écouvillon soit fait d'une tige ployée à son milieu ; le coude forme l'extrémité libre ; on trouve de tels instruments chez tous les marchands spéciaux.

Il importe d'avoir à sa disposition des écouvillons de toute grosseur ; il faut aussi que la souplesse des crins soit variée. On pourra ainsi se servir de l'instrument comme d'un pinceau, d'une sorte de balai ou d'une brosse véritable, en en graduant le choix à son gré selon la résistance des crins. Quel que soit l'objet à remplir, un tel appareil sera, à coup sûr, le meilleur porte-topiques qu'on puisse imaginer : les médicaments de consistance crémeuse ou demi-liquide seront maintenus aisément par une sorte de capillarité entre les fils déliés qui le constituent.

Je me sers souvent de tout petits écouvillons, qui font un nettoyage parfait de la cavité utérine, quand elle est obstruée simplement par des produits de sécrétion. Ces sortes de brosses sont très souples, mais la tige en est un peu trop flexible. Le moyen, pour les introduire, est de les fixer sur un manche, ou bien sur un porte-écouvillon. Une simple pince à forcipressure suffit le plus souvent.

Pour obvier à la nécessité d'être muni d'un appareil destiné à porter et à consolider la tige de l'écouvillon, on a eu l'idée d'en couder l'extrémité libre à angle droit, de sorte qu'on la tient alors en main à la façon d'une clef ou d'un loquet.

La longueur de la partie garnie de crins doit être de huit à dix centimètres. Elle est conforme ou à peu près, pour toutes les variétés d'écouvillon.

Les *préliminaires* sont les mêmes que pour l'emploi de la curette.

Préparatifs spéciaux.

Ils diffèrent suivant qu'on veut faire (A) un *nettoyage suivi d'un pansement simple de la cavité utérine* ou (B) suivant que l'on veut *gratter et détruire la muqueuse.*

A. Dans le premier cas, il est bon de tremper l'écouvillon doux dans une solution de sublimé à 1/100 presque bouillante. Il acquiert une souplesse puis le rend incapable de blesser profondément la surface de l'utérus, sans lui faire perdre ses qualités comme balai et porte-topiques. On peut en répéter l'introduction autant de fois qu'on veut, et journellement jusqu'à guérison complète.

Prises à leur début, les endométrites épithéliales superficielles, qui n'ont ni grande intensité, ni profondeur, guérissent avec une grande facilité et sans danger aucun. Le procédé réalise un simple pansement.

B. Dans le second cas, il faut agir de toute nécessité avec l'écouvillon dur, et ne le point tremper dans l'eau chaude, qui l'assouplirait.

S'il s'agit d'une endométrite *post partum* ou *post abortum*, le passage du col est généralement large et facile. Sinon, il peut y avoir un peu de difficulté et de douleur. La manœuvre demande aussi un peu plus de force, mais l'instrument qui doit être plus dur, est naturellement soutenu par une tige plus résistante et moins flexible que pour les petites brosses douces.

On peut éviter la douleur par des embrocations préalables de *cocaïne*, par l'*anesthésie chloroformique* qui, ici, n'a aucun inconvénient, par une dilation artificielle pratiquée dix à douze heures auparavant avec la laminaire.

Mode d'emploi

1° L'écouvillon est chargé de la solution à consistance sirupeuse que l'on désire employer : (glycérine créosotée ou iodoformée, huiles térébenthinées, essences, etc.).

2° On l'introduit au col par un mouvement spiroïde lent, et on continue, jusqu'à ce que l'on soit arrivé au fond de l'utérus. Ce mouvement d'introduction commence le grattage de la muqueuse. Une fois que l'écouvillon occupe la gravité utérine tout entière, on répète les mouvements spiroïdes en divers sens, et on retire l'instrument de la même façon, en tournant toujours. Il faut éviter de le retirer directement. La manœuvre serait douloureuse.

3° Après un premier écouvillonnage, on fait laver rapidement la brosse dans une solution chaude de sublimé; on l'imbibe à nouveau du topique choisi et on la réintroduit. Le lavage suffit à la débarrasser des débris de fibrine et de sang coagulé qui y adhèrent, et on peut conserver des brosses ainsi nettoyées pour une nouvelle opération, sans danger de septicémie.

Il est mieux de diminuer le calibre du second écouvillon que l'on introduit.

Tous les détails sont d'ailleurs au gré de l'opérateur.

4° Pour l'introduction on comprime de la main gauche et on abaisse le fond de l'utérus; il faut, de plus, aller vite.

Pour le retrait on opère lentement.

Le reste comme après le curage avec la curette.

Il n'y a guère de différence entre les phénomènes qui suivent l'emploi de l'écouvillon et ceux qui suivent l'emploi des curettes.

J'ai pensé, à un moment, que les suites de l'écouvillonnage étaient marquées par des *douleurs* beaucoup moindres et j'expliquais ainsi le fait : avec la curette on coupe bien, on fauche pour ainsi dire la muqueuse exubérante, mais le retrait des débris est toujours incomplet; or, tant que des parcelles à demi détachées restent dans l'utérus, il y a douleur, coliques, jusqu'à l'expulsion.

Avec l'écouvillon on ne détache pas, on détruit par attrition ou dilacération tous les éléments de la muqueuse malade; on ne fait pas de lambeaux, et l'expulsion s'opère par déliquescence du tissu ainsi compromis dans sa vitalité.

J'ai fait des écouvillonnages et des curages avec l'instrument métallique, comparativement. Je n'ai pas obtenu une solution absolument conforme à mon hypothèse. Je pense qu'il y a à tenir grandement compte de la sensibilité propre de chaque malade.

C'est ce qui m'a décidé à adopter comme pratiques *les deux méthodes combinées*, ainsi que je l'ai exposé, chaque fois que j'ai affaire à des végétations volumineuses et dures de l'endométrium.

Quant à la perte de sang, elle est insignifiante. Les sécrétions se tarissent rapidement; ordinairement après trois à quatre pansements, quand il s'agit de l'endométrite légère.

OPÉRATIONS PRÉLIMINAIRES OU COMPLÉMENTAIRES DU CURAGE DE L'UTÉRUS

1° Abaissement de l'utérus.

J'ai eu souvent, dans différentes discussions, l'occasion de parler de l'abaissement, c'est-à-dire des tractions exercées sur l'utérus pour l'amener à portée de l'opérateur, et de vanter leur utilité. J'ai contesté aussi les inconvénients qu'on lui prête trop gratuitement.

La contradiction sur ce point me choque d'autant plus, que ceux qui critiquent la manœuvre ne l'ont fort probablement jamais essayée. Cela se voit à la pauvreté de leurs arguments.

Dans cette situation, comme toute discussion à cette place serait stérile et purement platonique, je n'insisterai pas longtemps, et j'attendrai, pour défendre l'abaissement de l'utérus, une meilleure occasion ; j'attendrai, dis-je, que quelqu'un l'ayant pratiqué et lui ayant reconnu des inconvénients réels, vienne avec des critiques valables et topiques, me fournir le motif d'une nouvelle défense mieux circonscrite et plus précise.

Il n'est pas à craindre que les chirurgiens, ou même que ceux qui, sans être chirurgiens, ont eu à intervenir quelquefois avec des instruments sur le col de l'utérus, élèvent des protestations contre la manœuvre de l'abaissement. Aussi, peut-on dire que les médecins seuls, c'est-à-dire les partisans de l'abstention en matière de traitement local ou opératoire, ont quelque raison apparente de s'inscrire contre son emploi. La logique de leurs principes en matière de métrite ou d'endométrite leur ordonne une telle façon de penser.

Pour moi, je pratique l'abaissement de l'utérus, depuis cinq ans, *chaque fois* à peu près que je veux examiner soigneusement une malade. — C'est dire que je l'ai pratiqué par centaines de fois, pour ne pas paraître trop présomptueux.

Dans mon cabinet, à l'hôpital, dans ma clinique, à la consultation, etc., j'abaisse l'utérus si cela me paraît nécessaire. Souvent c'est le mari de la malade que je charge de tenir la *pince à tractions*. — Je n'ai jamais vu aucun inconvénient à ce procédé, et je déclare que si j'en avais vu tant soit peu, je ne suis pas assez ennemi de ce qui s'appelle la réussite ou le succès dans la pratique médicale, pour n'avoir pas immédiatement corrigé, modéré, ou abandonné ma manière d'agir. Or je n'ai fait que la vulgariser de toutes mes forces. Mes élèves et mes confrères qui la connaissent et l'ont vue une fois, l'imitent et la pratiquent.

Cela dit, voici le manuel le plus simple.

L'abaissement exige l'usage du spéculum de Sims :

La femme étant en position dorsale, les cuisses bien relevées sur le bassin :

1° *Irriguer largement le vagin* avec une solution antiseptique ; la main droite tient et dirige la canule ; deux doigts de la main gauche, l'index et le médius, nettoient le vagin et les culs-de-sac, en parcourant la totalité des parois. Dès que le vagin est plein de liquide, l'opérateur s'aperçoit qu'il se dilate et il perd le contact des parois. Ses doigts font obstacle à la sortie du liquide, et la conformation valvulaire de la vulve complète cet obstacle. Le liquide ne reflue plus à l'extérieur. Il suffit d'appuyer légèrement sur le périnée, un peu de liquide s'écoule, et le col éloigné par la distention du vagin vient de nouveau au contact de la pulpe des doigts de la main gauche, qui n'ont pas quitté leur position.

2° *Introduction des pinces à traction ; — saisie du col.*

Saisissant alors de la main droite la pince à abaissement (un modèle quelconque, ils sont tous bons ; j'en ai fait fabriquer par Mathieu qui me paraissent très commodes), il la glisse entre l'index et le médius gauches, et vient saisir la lèvre antérieure du col.

Parfois il n'y a pas de nécessité à agir ainsi, dans le vagin maintenu à demi-plein de liquide. Lorsque ce conduit est large, on fait abaisser le périnée avec une valve de Sims, on va droit au col ; des doigts de la main gauche, on le reconnaît, on fixe la lèvre antérieure, et on la pince avec l'instrument tenu de l'autre main. Quelquefois c'est plus difficile et il faut placer deux valves de Sims, une en avant, l'autre en arrière, sur les commissures de la vulve ; le col est au fond, et on en saisit l'une ou l'autre lèvre. Enfin, on peut arriver encore à le saisir avec le spéculum de Cusco. Il faut retirer à moitié l'instrument, lentement, en le maintenant ouvert, et sans perdre de vue le col. On glisse alors la pince dans l'un des angles que fait à droite et à gauche l'écartement des deux valves. On a retiré assez l'instrument pour mettre cet angle à découvert hors de la vulve.

3° *Traction et descente de l'utérus.*

Une fois la lèvre antérieure saisie, on introduit une large valve de Sims, si déjà on n'avait point introduit cet instrument. On fait abaisser le périnée fortement. A ce moment le col apparaît, et les assistants peuvent l'apercevoir, car le seul fait de presser sur la paroi postérieure du vagin élargit ce canal, le raccourcissant d'autant et rapprochant le col de l'extérieur. On tire lentement en haut la pince à traction, pendant que l'on fait abaisser ou que l'on abaisse le fond de la matrice par l'abdomen. On confie ensuite ce rôle à un aide. Alors le col est arrivé près de l'orifice vulvaire, assez près pour qu'on puisse en examiner les surfaces externe et interne, la longueur, la forme, apprécier au toucher la consistance, l'épaisseur des deux lèvres, la profondeur des culs-de-sac, etc.

Difficultés et précautions à prendre.

Eviter de pincer ou de piquer la muqueuse vaginale pendant le placement ou le retrait des pinces. — Quelquefois il n'y a pas pour ainsi dire de museau de tanche ; il faut, bon gré, mal gré, saisir le revêtement vaginal décollé et flottant de la portion vaginale du col. Chez quelques femmes, le pincement du col est douloureux sur le moment même. Cette douleur est une réaction instantanée et disparaît de suite. Néanmoins, attendre un peu avant de tirer. Chez la plupart des femmes la saisie et la traction peuvent se faire sans qu'elles s'en doutent.

Saisir la lèvre du col assez loin du bord libre. — Si, dans la première saisie, on ne l'a pas fait, on place une deuxième pince à côté de la première et plus loin ; on assure ainsi la prise. J'aime mieux en placer ainsi deux que de me servir des pinces de Museux à quatre griffes. Elles blessent presque toujours le vagin et sont difficiles à retirer.

Les petites déchirures du bord libre qui peuvent se produire malgré toutes les précautions, si la femme remue ou si l'aide s'oublie à tirer trop fortement, sont sans inconvénient aucun. Ce sont de simples saignées du col.

Les tractions doivent être lentes et mesurées. — S'arrêter si au premier moment la patiente manifeste une sensation douloureuse. On reprendra ensuite tout à la fois, la traction et la compression abdominale. Chez quelques femmes, chez les nerveuses surtout, la peur, l'appréhension, ou la douleur se manifestent par une contraction, une tension énergique de la musculature du périnée. Cette tension est surtout exagérée chez les nullipares. Il suffit d'attendre un instant et de ne point tirer, de leur recommander de pousser et de soupirer ensuite largement; alors, du même coup, on fait déprimer fortement le périnée, on tire et on fait l'abaissement par pression. Le col apparaît immédiatement à l'orifice vulvaire.

Toutes ces explications ne peuvent être utiles que dans les débuts. Au bout de très peu de temps, rien ne devient aisé comme cet ensemble de manœuvres.

Chez les femmes qui *ont eu ou ont de la paramétrite ou de la périmétrite*, l'abaissement est difficile, impossible, ou bien il doit être proscrit. Cette impossibilité est une condition opératoire fâcheuse très souvent, et c'est dans tous les cas tant pis pour la pose certaine d'un diagnostic un peu ardu.

Avantages de l'abaissement

1° Permettre l'analyse exacte des particularités du col utérin.

2° La possibilité d'explorer avec précision les tumeurs péri ou juxta-utérines.

3° Le rapprochement des annexes, ovaires et trompes, qui sont aisés à examiner.

4° La correction des déviations utérines et le redressement de l'axe du conduit utérin; par suite, la facilité du cathétérisme dans un canal à peu près rectiligne.

5° La possibilité de reconnaître par le toucher rectal le fond de l'utérus et la face postérieure du corps, ce qui est totalement impossible sans redressement et tractions. Je me demande comment certains gynécologues peuvent conserver l'illusion de pareilles sensations, quand ils font le toucher rectal avec un doigt sans tirer l'utérus en bas. Même avec deux doigts, sous le chloroforme, cela est absolument impossible, sauf rétroversion de l'utérus.

Encore ne peut-on affirmer absolument l'existence ou la non existence d'un nodule fibreux, d'une bride, d'un exsudat, etc., en arrière de l'utérus.

6° La possibilité de combiner la traction avec le cathétérisme et les différents modes du palper ou du toucher, permet de juger de l'adhérence de l'utérus aux parois pelviennes ou de sa mobilité.

7° Le redressement du canal est une condition excellente pour l'introduction des instruments.

Il facilite le passage du cathéter, de l'écouvillon, des sondes et des seringues à irrigation. Il facilite de même le placement des agents ou des appareils dilatateurs.

8° La saisie du col par la pince est un point d'appui quand il s'agit de forcer un peu le trajet cervical. Elle empêche le col de fuir et fait la contre-pression. Hégar l'utilise surtout pour son procédé de cathétérisme progressif.

9° Enfin, toute opération sur le col ou sur les culs-de-sac du vagin devient d'une facilité merveilleuse une fois le col abaissé, surtout quand on la compare à ce qu'elle serait sans l'abaissement. Les sutures du col, les opérations d'Emmet, de Martin, de Schrœder, sont impossibles sans cette manœuvre préalable.

L'abaissement est décrit dans tous les traités modernes de gynécologie, certains fournissent même une profusion de détails fort inutiles. Je citerai seulement l'opinion d'un gynécologue américain qui, loin de contester ses mérites, lui accorde même des effets thérapeutiques dont je n'ai jamais eu, il est vrai, l'occasion de vérifier la réalité.

Le docteur **Hadra** (*Americ. Journ. of Obstetric.*, novembre 1885, p. 1026) dit :

Les *tractions exercées sur l'utérus* sont d'une utilité incontestable pour le diagnostic en gynécologie.

Le danger est nul : sur 1,000 cas, il n'y a jamais eu d'accident.

En outre, *effets thérapeutiques possibles*, modifications analogues à celles produites par l'élongation des nerfs ; le rétablissement du cours du sang et de la lymphe quand il y a engorgement ; l'élongation amène la rupture de bandes fibreuses et des adhérences ; enfin, une influence directe sur les ovaires et les trompes et même sur les uretères.

Suivent 4 observations de *dysménorrhée*, 2 de *phlegmon ancien*, 2 de *déviation* de l'utérus, 1 d'*affection* des annexes où ce procédé a réussi.

2° DILATATION DE L'UTÉRUS.

Est-elle indispensable? Assurément non, si le col se laisse facilement traverser.

Est-elle utile? Oui, et j'ajoute aujourd'hui, ce que je n'aurais pas fait il y a quelque temps, elle est utile toujours.

Elle l'est à condition d'user de certains procédés qui, à eux seuls, constituent déja des moyens curatifs de l'endométrite, c'est-à-dire de l'éponge, de la laminaire ou du tupelo préparés antiseptiquement.

En pratique et lorsqu'on a reconnu à coup sûr l'existence de fongosités, on peut pour aller vite pratiquer le curage immédiat.

Mais, ceux qui hésiteraient à râcler avant d'essayer de procédés moins radicaux, feront bien d'user préalablement de la dilatation. En cas d'échec il leur sera toujours loisible de revenir au curage.

La dilatation peut être faite pour l'endométrite :

1° *Comme opération préliminaire du curage.*

2° *Comme opération combinée aux traitements intra-utérins doux : écouvillonnages légers et pansement intra-utérin quotidiens ou bi-quotidiens.*

3° *Comme traitement curatif des formes légères de l'endométrite.*

4° *Comme procédé violent et perturbateur de la sensibilité, dans les formes douloureuses ou névralgiques de la maladie.*

1° Comme *opération préliminaire*, on peut pratiquer la dilatation soit avec la laminaire, soit avec un fort instrument divulseur (dilatateur de Sims), pendant le sommeil chloroformique. Le premier procédé dispense du chloroforme, le second est plus rapide.

2° Comme *opération combinée* avec la thérapeutique intra-utérine, il faut utiliser les tiges dilatables, la laminaire en première ligne, en faisant suivre le retrait de la tige d'un brossage antiseptique léger jusqu'à guérison. Le contact du topique ainsi introduit est plus certain, et le médicament agit de plus en plus profondément, au fur et à mesure que la dilatation est augmentée par des tiges de calibre progressivement croissant. Ce qui va suivre rendra mieux compte de ma pensée :

3° *Dilatation utérine répétée, employée comme traitement curatif dans l'endométrite légère.*

Je veux parler surtout des agents de dilatation considérés comme véhicules permanents des substances antiseptiques.

Quoique d'invention assez ancienne, ce procédé de dilatation de l'utérus, longtemps négligé, n'a été réellement remis en honneur que dans ces derniers temps.

J'étudierai d'abord l'action *topique* des agents de la dilatation lente, *laminaria, tupelo, gentiane, nyssa aquatica, éponge préparée*, etc., toutes substances dont la propriété dilatatrice est en raison directe de leur propre dilatation amenée par imbibition au contact des liquides utérins. Je ne m'occuperai que de ceux-là, et je laisserai, pour l'instant, de côté les autres procédés, instruments ou appareils, destinés à dilater la matrice.

Les substances dilatables que je viens de nommer n'agissent qu'à la condition de séjourner dans l'utérus pendant un certain temps. On est dans l'habitude de remplacer une première tente dilatatrice, au bout de quelques heures, par une seconde plus volumineuse destinée à compléter l'action de la première. Or, on a pensé à rattacher à ce séjour d'un corps étranger dans l'utérus une série de phénomènes qui semblent révéler sûrement une amélioration de la maladie, lorsque la dilatation est dirigée contre certains états morbides chroniques, soit de la muqueuse, soit même du muscle utérin. Depuis un an surtout, j'ai pu relever dans la littérature étrangère quelques notes qui tendent à attribuer à la présence des tiges dans l'utérus une valeur *topique*, une action *catalytique* favorable. Si ce fait était vrai, il laisserait au gynécologue la faculté de s'en tenir à ce mode d'intervention et de s'arrêter à la première étape du traitement, à supposer que la dilatation n'ait été décidée que comme préliminaire du curage, par exemple, ou de toute autre méthode thérapeutique intra-utérine.

J'ai acquis moi-même une certaine habitude des effets de la dilatation, et je crois aussi à ce résultat. Je crois que la dilatation ainsi faite peut suffire à guérir certains catarrhes, certaines endométrites, sans qu'il soit nécessaire de recourir à d'autres moyens. Je suis très partisan de la méthode chirurgicale dirigée contre les états pathologiques de la muqueuse utérine; je suis convaincu que, seule, elle permet de venir à bout de certaines lésions invétérées, telle que l'endométrite, dans ses types plastiques, fongueux, bourgeonnants, etc., et je pense qu'il ne faut pas songer à y renoncer. Mais l'expérience des faits m'a permis de conclure à la possibilité de la guérison, par la seule dilatation, dans un assez grand nombre de cas. Je suis donc d'accord en cela avec ceux qui, avant moi ou en même temps, en ont fait l'épreuve.

Seulement, *l'explication qu'ils ont donnée du fait ne me paraît pas satisfaisante, et je vais essayer d'en donner une autre qui est à la fois la base et la justification des résultats obtenus.*

La plupart des auteurs pensent que l'action à laquelle je fais allusion s'exerce par le seul fait du contact ou de l'excitation locale produite par l'unique présence des tentes dilatatrices; modifications des tissus dans l'hyperplasie du corps et du col utérin ; — régression des infarctus chroniques ; — compression et atrophie des fongosités et des productions polypeuses du col ; — compression des glandes hypertrophiées et kystiques (*Hegar et Kaltenbach*).

Fritsch accepte que les corps dilatateurs exercent une action *tonique* sur les conditions circulatoires de la matrice et sur la contractilité utérine. — D'autres ont vanté son rôle hémostatique (*Landáu*), explicable par une compression excentrique des vaisseaux variqueux ou rompus, analogue à celle que le spéculum de Gemring exerce sur les parois du vagin. — Cette manière d'agir est fort douteuse, pour moi. Tout au plus pourrait-on accepter comme réel le rôle excitant des tentes à l'égard de la contractilité utérine, rôle qui paraît plus en rapport avec la réalité des faits, mais cette action sur les phénomènes névro-vasculaires ne se peut absolument démontrer. — *Schrœder* nie, pour la plus grande part, ces prétendus effets *catalytiques* des corps dilatateurs, tandis que *Schultze* les admet pour la métrite.

En réalité, on ne saurait nier, ni les excellents *effets perturbateurs* de la sensibilité exercés quelquefois par la dilatation lente, ni les *modifications trophiques* des tissus, qui s'accusent surtout par des changements dans la circulation.

Il s'agit simplement de les expliquer.

Je ferai remarquer d'abord que la première condition pour faire avec sécurité de la dilatation lente, avec la laminaire ou l'éponge préparée, c'est d'user de substances *aseptiques*. Or, cela a été la grande préoccupation de tous les gynécologues, et tous ont senti la nécessité de ne se servir que de substances préparées avec les solutions fortes de sublimé ou d'acide phénique.

Je dirai, en second lieu, que, pour obtenir une bonne dilatation par le procédé en question, il faut deux ou trois jours, c'est-à-dire le séjour permanent, durant de deux à trois jours ou plus, de corps dilatateurs, de volume progressivement croissant. Ces corps, nous venons de le voir, sont *aseptiques ;* ils sont imprégnés de substances *antiseptiques*. C'est là la clef de leur action favorable dans l'endométrite.

Pour moi, l'action catalytique du corps dilatateur, l'action physiologique de la dilatation, sont dominées ici par l'action thérapeutique dont le corps dilatateur est l'agent indirect. Pour mieux dire, je vois dans l'éponge, la laminaire, le tupelo, etc., moins des corps dilatants que des *porte-topiques, des véhicules permanents d'une substance topique, antiseptique dont ils sont imprégnés, mise et retenue au contact de la mu-*

queuse utérine, au fur et à mesure que cette muqueuse s'étale sous l'influence de l'ampliation de la cavité.

Je prends l'exemple de l'endométrite chronique : vous vous proposez de curer l'utérus ; vous jugez nécessaire d'opérer préalablement la dilatation. — Cela demande deux jours. — Lorsque la dilatation va commencer, vous savez que la muqueuse plissée, accidentée par les saillies papilliformes, villeuses, bourgeonnantes, alternant avec les cryptes des cœcums glandulaires dilatés, offre la disposition d'un réceptacle d'éléments phlogogènes, profondément enfouis et inaccessibles, pour la plupart, à une action superficielle. Vous aurez beau instiller, gratter superficiellement, essuyer cette surface malade, à moins de tout détruire jusqu'à la couche profonde de la muqueuse, votre intervention sera insuffisante. Mais vous allez dilater, c'est-à-dire multiplier la surface, l'étaler, la décupler, amincir la muqueuse par conséquent; pour peu que vous poussiez la dilatation un peu loin, vous obtiendrez un nivellement de cette muqueuse aussi complet que possible. Les glandes vont s'effacer et les culs-de sac sinueux et profonds seront maintenant représentés par de simples dépressions où un topique atteindra facilement. Grâce à ce déplissement, une action thérapeutique, naguère insuffisante, va devenir très efficace. — Or, remarquez que, au fur et à mesure que ce déplissement, cet étalement s'opèrent, la dilatation de la tente-éponge se fait..., que dis-je, elle ne la suit pas, elle la précède puisqu'elle en est l'agent. Le contact entre le corps dilatant et la surface dilatée ne cesse pas un instant. C'est une action continue, non plus topique, mais en réalité antiseptique. Ce que les crayons et les liquides ne peuvent pas réaliser, la tente-éponge le fait, car son séjour intra-utérin est garanti et rendu certain par son action dilatatrice même. Ce qui fait l'asepsie du corps dilatateur, assure son action antiseptique sur la muqueuse utérine. — La métrite chronique est surtout une lésion de profondeur ; quand on dilate, on met à nu les parties profondes ; on décuple ainsi la surface et, par le même procédé, on décuple l'action topique.

Qu'on ne vienne donc plus reprocher à la dilatation ainsi pratiquée, de créer des dangers de septicémie !

Je me crois autorisé, au contraire, à affirmer que, loin d'être nuisible, son action est *curative*. — Elle l'est assurément. — Je puis avancer aujourd'hui nombre d'observations où la dilation m'a suffi pour guérir l'endométrite légère. Je n'en voulais user qu'à titre de préliminaire, et j'ai pu constater un résultat définitif que je n'espérais pas. Dans d'autres cas la destruction de la muqueuse, par le grattage, en a été sensiblement facilitée.

Reste à savoir quel est le meilleur agent à utiliser comme topique antiseptique, auquel l'éponge ou la laminaire serviront de véhicule sans perdre de leur propriété de dilater, tout en se dilatant eux-mêmes.

Depuis longtemps j'ai adopté l'*iodoforme*. Depuis longtemps, je me sers de la solution saturée d'éther iodoformé pour la désinfection de toutes sortes de corps dilatateurs.

Il suffit de tremper la tente-éponge, la tige de laminaire, de tupelo ou de gentiane, dans cette solution, pendant une demi-heure, pour en obtenir l'imprégnation aussi complète que cela est nécessaire, par l'iodoforme, ce dont on peut s'assurer par des sections de la substance dilatatrice.

Il suffit maintenant de laisser évaporer l'éther qui a servi à transporter la poudre d'iodoforme en solution. Cette évaporation est très rapide.

On constate :

1° Que l'éther saturé d'iodoforme a pénétré très profondément ;

2° Que l'éponge et la laminaire n'ont été nullement gonflées par l'immersion dans l'éther. — Tout au plus la laminaire a-t-elle été légèrement assouplie, ce qui n'a rien que d'avantageux, car on peut profiter de cette souplesse passagère pour lui donner la courbure que l'on désire ;

3° Que trempée, après cela, dans l'eau ou mise au contact d'un liquide, la tente dilatatrice n'a rien perdu de sa dilatabilité propre et se gonfle avec la plus grande facilité.

En résumé, rien n'est changé sinon que les corps ainsi préparés sont chargés d'iodoforme et deviennent des *véhicules excellents* d'une substance reconnue comme un précieux topique et un antiseptique de premier ordre.

Tel est le résultat de cette manière de faire. — Si j'en parle aussi longuement, c'est que je crois être un des premiers à l'avoir imaginée. En effet, Herff, de Darmstadt, à qui on la rapporte généralement, ne me paraît en avoir usé que dans le milieu de 1885 (Berlin, *Klin. Woch.*, n° 25, 1885), alors que des observations publiées (thèse de Soto y Alfaro, 1885) ou communiquées verbalement (Société obstétricale et gynécologique de Paris) se rapportent à des faits de beaucoup antérieurs, qui me sont personnels. — Depuis plus de deux ans, j'use de l'éther iodoformé pour préparer l'éther ou la laminaire ; au surplus, je pense que cette invention n'a rien de bien remarquable et que l'idée a pu en venir à beaucoup de médecins en même temps. — Je la recommande comme très simple et très sûre.

Mais s'il me fallait soutenir la question de priorité dans l'invention, je serais fort embarassé, ayant usé empiriquement du moyen que je conseille sans savoir que la chose eût été déjà essayée. Toutefois, je peux dire que Herff ne mentionne que la désinfection du *tupelo*. — Or, on sait que ce genre de dilatation est tombé depuis longtemps en désuétude en France et en Allemagne, ce qui expliquerait que l'on ait apporté peu d'attention au conseil si utile cependant donné par l'auteur. Je suis probablement le premier, en France au moins, à avoir utilisé la même méthode pour l'éponge et la laminaria.

Ce que j'ai dit précédemment de l'action curative des corps dilatateurs ainsi préparés, dans l'endométrite, me dispense d'y insister à nouveau. — Ceux qui ont expérimenté les avantages de l'iodoforme en gynécologie comprendront pourquoi ce contact permanent, cette embrocation constante des éléments malades de la muqueuse par la substance qui imprègne l'éponge, et que celle-ci décharge constamment dans la cavité utérine, est un procédé excellent de modification de cette muqueuse, et une garantie à la fois contre tout danger de septicémie ou d'inflammation.

Je puis donc conclure d'un mot : — L'éponge, la laminaire, etc., préparées antiseptiquement et surtout par l'éther iodoformé, sont, en même temps que des substances dilatatrices complètement *aseptiques*, des *véhicules parfaitement appropriés au transport* des substances antiseptiques dans la matrice. — Ils sont donc des agents dilatateurs et topiques tout à la fois (dans le sens d'agents thérapeutiques ou mieux de porte-topiques).

Si l'action curative de ces agents échoue, ce qui arrivera assez souvent dans les formes d'endométrite un peu accentuées, et d'une manière constante dans les formes invétérées, la dilatation ainsi faite n'en aura pas moins, à titre de préliminaire, facilité l'opération à intervenir et assaini le terrain opératoire.

4° *Divulsion de l'utérus — ou dilatation forcée du col contre les diverses formes de l'hystéralgie. — Elongation des plexus nerveux utérins.* — Ce point a trait à l'action de la dilatation sur les états névralgiques du bassin. — Je dis du bassin parce que : 1° il est souvent difficile de localiser la douleur dans un endroit ou dans un organe précis : col ou corps de l'utérus, muqueuse du cul-de-sac, ou muscles du vagin, ligaments utérins, ovaire, plexus péri-utérins, etc., etc. ; 2° parce que ces névralgies sont fréquemment erratiques et susceptibles de se déplacer pour un temps, d'un point sur un autre.

Le fait le plus habituel c'est qu'elles coïncident avec des états pathologiques de la muqueuse ou de la musculature des voies génitales, parfois même avec de vieilles lésions paramétritiques, des cicatrices anciennes du col, de la dysménorrhée douloureuse ou pseudo-membraneuse, etc. — Rarement elles sont le fait d'un trouble fonctionnel isolé de l'ovaire.

Le plus communément, chez les femmes ainsi affectées, la vulve, le vagin, le col utérin, sont susceptibles au simple contact, ils sont irritables, ils sont souvent douloureux au moindre attouchement. J'ai éprouvé que cette hyperesthésie à laquelle il faut, malgré tout, deux espèces de causes : d'abord un état pathologique local quelconque, ensuite une disposition spéciale des femmes à la névropathie, pouvait céder à une violence momentanée exercée sur le col utérin. — J'ai constaté que certaines femmes étaient guéries par le seul fait de la dilatation *forcée extemporanée* du col.

En essayant de ce moyen, j'avais en vue d'imiter les procédés chirurgicaux de la dilatation forcée contre le vaginisme ou contre la fissure intolérante de l'anus.

Tout le monde sait que, d'après les recherches anatomiques de Frankenhœser et les expériences physiologiques de Ranvier, Vulpian, Dembo, etc., les centres de la sensibilité tactile aussi bien que de la sensibilité réflexe de l'utérus, siègent au fond du vagin, autour du col et de l'isthme utérin. Là sont des plexus denses qui, d'une part, pénètrent le tissu utérin et qui, d'autre part, sont reliés étroitement par mille filets délicats à tout l'appareil d'innervation du bassin. C'est en cette région que se localise la douleur parfois excessive de la période de dilatation de l'accouchement. — C'est là que la dilatation artificielle doit, à mon avis, produire un effet favorable. — La distension forcée du col dans ces conditions et lorsqu'elle est portée assez loin, me paraît devoir jouer exactement le rôle de l'*élongation des nerfs* contre les névralgies. La violence que je produis, c'est d'abord la distension des faisceaux musculaires contracturés, leur dissociation : c'est ensuite l'élongation et le tiraillement des plexus nerveux suivis de leur paralysie sensitive.

Ces explications me paraissent appuyer théoriquement l'intervention que je propose contre ce qu'on appelle communément l'*hystéralgie*.

Les faits sont d'accord avec le raisonnement.

En 1884 j'ai, pour la première fois, obtenu la cessation immédiate des douleurs, chez une malade de la clinique d'accouchement et de gynécologie de la Faculté. Le fait est rapporté dans la thèse, déjà citée, de M. le Dr Soto. Il ne s'agissait que de névralgie.

L'année suivante, j'ai traité une malade qui se présentait dans une situation plus complexe. Il s'agissait d'une oblitération cicatricielle quasi totale du fond du vagin, suite d'opérations obstétricales. De plus, endométrite chronique, — suppuration abondante. — Douleurs de deux ordres, les unes intolérables, paroxystiques, à forme névralgique; les autres plus modérées, à forme expulsive. Ces dernières rappelaient le ténesme vésical ou anal et étaient passibles d'ailleurs d'une explication similaire, car je pus constater plus tard l'existence de bourgeons exubérants de la muqueuse du corps de l'utérus, herniés à travers l'orifice interne affecté de contracture spasmodique. — Là était la cause de ce ténesme utérin, qui ne cessa d'ailleurs que par le curage. — Mais le plus remarquable était l'existence de *vomissements incoercibles* tout aussi caractérisés que ceux de la grossesse. — Affaiblissement, maigreur extrême, anémie, cachexie même, fièvre à forme intermittente. — Je me hâtai de restaurer chirurgicalement le fond du vagin et de rendre le col de l'utérus accessible. — Je constatai ensuite que la pulpe du doigt pénétrait de près d'un centimètre environ dans l'orifice externe. — Mais le reste du trajet était infranchissable, horriblement douloureux. — J'endormis la malade. Je dilatai violemment tout le trajet cervical. Le lendemain les vomissements cessèrent totalement ainsi que les violentes douleurs névralgiques et paroxistiques. — Je note que l'on ne peut songer à faire bénéficier la narcose chloroformique de ce résultat, car cette femme avait été déjà endormie pour l'opération du vagin, et cela sans modification des phénomènes douloureux ou réflexes. — Le ténesme utérin, c'est-à-dire les coliques sourdes, très supportables d'ailleurs, ne disparurent qu'après l'abrasion de la muqueuse.

Je n'ai pas trouvé souvent l'occasion de traiter des cas aussi caractérisés, mais j'ai fait l'essai de la dilatation forcée extemporanée chez une douzaine de malades environ. — J'en ai toujours retiré de bons effets. — Ces effets ont été, tantôt définitifs, tantôt plus ou moins durables.

Dans les deux tiers des cas, la douleur a disparu complètement, et jusqu'ici, à ma connaissance, elle n'a pas reparu. Dans un cas, il s'agissait d'une jeune fille affectée de dysménorrhée atrocement douloureuse. — Chez un tiers de mes malades la douleur a reparu, après quelques mois, sous forme d'ovaralgie ou de névralgie lombo-sacrées; une fois, fait très singulier, sous forme de névralgie vésicale d'abord, puis vulvaire très localisée; dans ce cas, elle est aujourd'hui très atténuée sinon disparue.

Ces résultats m'engagent à persister dans cette voie, d'autant que tous les gynécologues sont d'accord pour reconnaître la ténacité des affections auxquelles je fais allusion et la difficulté de les guérir.

Je ne puis passer sous silence que, il y a quelques mois, dans une société savante américaine, le docteur Goelet préconisa un procédé analogue au mien, sous le nom de *dilatation rapide.* Sa note vise la dysménorrhée et la stérilité. — Une discussion s'ensuivit : d'autres gynécologues partagèrent les idées de Goelet.

A un premier résumé de la communication de cet auteur, paru dans le numéro du *Répertoire universel d'obstétrique et de gynécologie*, j'ajoutai une note additionnelle qui mentionnait ma manière de faire, déjà ancienne, publiée dans la thèse de Soto.

Manuel opératoire.

Voici comment je procède :

1° J'endors généralement le malade; la cocaïne me paraît insuffisante, et puis elle n'affecte que la sensibilité de la muqueuse, tandis qu'il est important de soustraire la malade à des réflexes éloignés, en supprimant l'excitabilité nerveuse par la narcose chloroformique.

Je fais précéder l'anesthésie par une injection sous-cutanée d'un milligramme d'atropine et d'un centigramme de morphine en solution.

2° J'adopte le procédé de la *divulsion extemporanée du col ou dilatation forcée.* Je ne me suis jamais servi des bougies de Hégar pour cela, mais je crois qu'elles peuvent amener au même résultat, à condition de ne pas reculer devant la nécessité d'arriver rapidement aux plus forts numéros. Je me sers du dilatateur de Sims qui est puissant et bien en main. — Une fois la divulsion poussée aussi loin que possible avec cet instrument, je me sers d'un dilatateur que j'ai fait construire par M. Mathieu et qui n'est autre qu'un modèle très grandi du dilatateur de M. Pajot.

3° La *dilatation rapide, obtenue en trente-quatre ou quarante-huit heures par les tentes dilatatrices,* peut guérir certaines névralgies ou dysménorrhées douloureuses, j'en ai acquis la certitude dans quelques cas; mais j'avoue que je juge ce procédé infidèle après l'avoir éprouvé par moi-même ; aussi n'est-ce point de ce genre de dilatation que j'ai voulu parler et n'en ai-je pas fait entrer les observations de ce genre dans la statistique que j'ai citée en abrégé. Les tentes ne dilatent pas assez ; la violence est donc insuffisante. Il faudrait, pour bien faire, être sûr que l'on brise beaucoup de filets nerveux. De plus, l'élongation, le tiraillement des nerfs se fait trop lentement. Parfois, le plus souvent même, on constate que la douleur s'accroît notablement après l'introduction de la seconde ou la troisième tige. Je ne saurais donc recommander cette méthode avec autant de confiance que la divulsion.

4° Les précautions antiseptiques avant, mais surtout après la divulsion, sont de toute rigueur. Il y a des déchirures de la muqueuse, il faut toucher toutes les surfaces cruentées avec la créosote ou l'iodoforme.

J'ai l'habitude de nettoyer la cavité utérine en totalité, une fois l'opération effectuée ; mais, lorsque la chose est possible, je passe, une ou deux fois, préalablement à la divulsion et dans les quelques jours qui suivent, un écouvillon très doux chargé de glycérine créosotée à un tiers. En tout cas, je ne manque pas de le faire après.

Si la muqueuse est malade, ce dont je m'assure par l'examen des sécrétions ou d'une parcelle extraite avec la curette, dès qu'un soupçon me vient, je la gratte avec un écouvillon dur.

5° *Je n'ai jamais constaté d'accidents*, ni septiques, ni nerveux. — D'ailleurs, je n'en ai jamais constaté un seul après l'emploi d'une méthode quelconque de dilatation, et j'en ai pratiqué un très grand nombre.

6° Il ne faut jamais opérer la divulsion forcée dès qu'il existe un noyau de paramétrite à la période aiguë ou même subaiguë. Je n'ai cependant pas toujours été arrêté par cet obstacle. Dans deux cas, j'ai opéré sur des cols malades, avec lacérations douloureuses assez récentes, et noyaux de cellulite juxta-utérine de date peu éloignée, et je n'ai pas observé de complications ; je sais que beaucoup de gynécologues passent outre et dilatent malgré cela ; mais ma religion à cet endroit n'est pas suffisamment faite pour que je me prononce aussi catégoriquement. Je crois que le danger est minime, mais je ne saurais conseiller de le braver, alors qu'il suffit de temporiser un peu pour agir en toute sécurité. J'engagerais donc, en pareil cas, à attendre une douzaine de jours ou plus et à user, pendant ce temps, des injections répétées de solutions antiseptiques à haute température.

MÉDICAMENTS TOPIQUES INTRA-UTÉRINS

ANTISEPTIQUES DIFFUSIBLES, PÉNÉTRANTS — ANTISEPTIQUES COAGULANTS

L'étude des *antiseptiques* et de leur choix en gynécologie est une de mes principales préoccupations.

En effet, depuis la découverte de l'antisepsie, la question des agents chimiques employés en vue de ce résultat a beaucoup varié. Elle tend à se déplacer encore davantage aujourd'hui.

Autrefois, on ne voyait guère dans telle ou telle substance, que sa propriété *désinfectante ou microbicide* plus ou moins radicale. Les recherches de Miquel sont basées surtout là-dessus. Avec la découverte des ptomaïnes et des leucomaïnes, il faut tenir compte non seulement 1° de l'action *destructive* de l'antiseptique sur le microbe (poison vivant), mais aussi 2° de l'action *neutralisante* sur l'alcaloïde toxique qu'il engendre (poison mort, poison soluble, virus, etc.). Enfin, il ne faut pas perdre de vue 3° l'action *locale*, l'action *topique* des agents chimiques antiseptiques sur les tissus.

La conservation des propriétés de défense naturelle du terrain chirurgical, c'est-à-dire de la plaie ; l'intégrité du fonctionnement des appareils vasculaire et nerveux ; le maintien des échanges organiques intimes et des combustions cellulaires... ; en un mot, tout ce qui fait un tissu sain, résistant et prompt à la *restitutio ad integrum* après le traumatisme accidentel ou opératoire, doit être avant tout envisagé par le chirurgien. — A cet égard, l'expérimentation seule et l'observation doivent déterminer le choix des topiques.

Tel antiseptique est trop corrosif et détruit les tissus trop profondément : tel autre les irrite ; tel autre agit par voie réflexe pour déterminer des exanthèmes au voisinage de la plaie.

Au contraire, celui-ci agit trop superficiellement. — Celui-là n'enlève rien de leur vitalité aux éléments anatomiques ; il laisse intacts les protoplasmes qui l'absorbent, et au travers desquels il diffuse ; son transport est rapide et profond, son action s'étend et se propage à distance.

Enfin, il en est qui agissent par destruction simultanée du tissu et des éléments morbides, des microbes, qu'il renferme. Ainsi font les acides et le cautère actuel : agents puissants si l'on s'assure que l'action s'étend suffisamment loin et intéresse toute l'épaisseur du tissu compromis ; — agents dangereux, s'il reste des parties non atteintes. Dans ce dernier cas, l'action destructive s'arrête, mais l'action irritative du caustique et du cautère s'étend à ces zones respectées, affaiblit leur vitalité, ébranle l'action pondératrice des nerfs trophiques, et souvent favorise la création prompte de foyers septiques nouveaux, le transport rapide et la propagation à l'intérieur de nouveaux poisons qui vont se développer dans ces foyers secondaires.

A la surface des plaies, l'eschare produite par le caustique ou le cautère forme une barrière, un mur véritable qui fait obstacle à l'écoulement des poisons septiques à l'extérieur, lorsque le poison ou les germes qui l'engendrent n'ont pas été *entièrement et absolument détruits.* C'est la source des principaux dangers qui résultent de l'emploi de ces agents dont l'effet caractéristique est de *coaguler* les albuminoïdes, à moins qu'ils ne les carbonisent. Je les groupe sous le terme de *topiques coagulants.*

Par opposition, j'appelle *topiques diffusibles* ou *pénétrants* ceux dont l'action ne nuit que modérément, ou ne nuit point du tout à l'intégrité des tissus albuminoïdes, à la faculté dialysante des cellules, à la fonction absorbante des capillaires, pas plus qu'elle n'empêche l'exsudation naturelle et l'issue des liquides toxiques ou des micro-organismes renvoyés à la surface de la plaie par l'effort naturel des éléments cellulaires. A ce groupe appartiennent les essences ou huiles essentielles, les composés iodiques faibles, les térébenthines, certaines substances aromatiques, certains acides de même ordre employés en solution très étendue. La créosote, l'acide phénique, l'iodoforme, la térébenthine, les huiles essentielles de genièvre, d'œillet et de girofle, etc., représentent pour moi les meilleurs topiques, parmi ceux que j'ai expérimentés.

Il faut remarquer que les expériences que j'ai entreprises ont été instituées en vue d'une action profonde, surtout en vue de la *thérapeutique intra-utérine* et non point comme étude de protection simple des plaies. C'est à titre de topiques destinés à agir radicalement sur des tissus malades que ces agents méritent d'être préconisés. Leur action est surtout garantie par le séjour longtemps prolongé au contact des tissus qu'elles doivent modifier.

Le tamponnement permanent de l'utérus au moyen de petits bourdonnets de coton, selon la méthode préconisée par Vulliet, de Genève, peut réaliser cette action prolongée, à condition qu'on imbibe le bourdonnet de la substance médicamenteuse. Mais j'ai reconnu quelques inconvénients à ce procédé dans le cas particulier de l'endométrite; aussi ne puis-je le recommander avec certitude.

Il faut donc user d'un moyen qui permette de laisser dans l'utérus la substance introduite, ou d'agir assez fortement sur la muqueuse malade, et assez profondément pour que celle-ci reçoive une impression durable du contact du topique. L'écouvillonnage suffit à ce résultat, à condition que le topique soit bien choisi.

Je préfère à tous *la créosote.*

Quand on touche avec de la créosote pure une muqueuse, on voit se détacher une mince parcelle, une lamelle épithéliale qui s'effrite et tombe en laissant une surface dénudée; si on continue le contact ou si on le renouvelle, on constate que la créosote agit comme un caustique destructeur, qui ne laisse point d'eschare.

Si on la fait agir sur la muqueuse intra cervicale on voit s'écouler un liquide séro-sanguinolent abondant. Il semble que les cellules et les glandules se contractent et se vident, mais il n'apparaît point de parties mortifiées qui forment une pellicule visible comme après l'action de l'iode, du perchlorure de fer, de l'acide chromique, du nitrate d'argent, etc.

Lorsqu'on utilise les solutions de créosote pure dans la glycérine à 1/5 ou 1/3, au bout d'un certain temps qu'un tampon a été appliqué imbibé de ces solutions, les couches superficielles de la muqueuse se soulèvent, et on peut les recueillir apres avoir achevé de les séparer des couches sous-jacentes.

L'examen microscopique permet de constater que les cellules ont conservé leurs noyaux, qu'elles ont un protoplasme clair et translucide, comme après l'immersion dans l'essence de girofle ou de térébentine pour les préparations histologiques.

Leur contour est régulier et rien n'est déformé dans les cellules de la lame mortifiée par l'action énergique de la créosote en solution dans la glycérine, de leur couche la plus superficielle à leur couche profonde. J'en conclus qu'elles n'ont perdu aucune de leurs propriétés dyalisantes, et au travers de leur protoplasme la pénétration du topique a dû s'opérer très activement vers les couches plus profondes.

Je pense que cette même faculté de n'altérer point les tissus tout en les pénétrant, doit s'exercer par la glycérine créosotée lorsqu'on l'introduit dans la cavité du corps de l'utérus, ou lorsqu'on l'a fait agir sur la muqueuse intra-cervicale. Telle est au moins mon appréciation théorique. Quant à l'appréciation directe des faits, elle découle toute entière des résultats thérapeutiques. Or, ils sont meilleurs de beaucoup que par tout autre topique. En tout cas, ils peuvent rivaliser avantageusement avec ceux que l'on dit obtenir d'autres médicaments.

J'en excepterai peut-être l'iodoforme, mais la comparaison ne peut pas s'admettre, vu la difficulté de déposer des solutions iodoformées dans la matrice.

L'éther iodoformé, il n'y faut pas songer.

La glycérine iodoformée est une mixture et non une solution ; il n'y a pas incorporation de la poudre iodoformique. Je ne sais si son action est bien profonde sur la muqueuse utérine malade lorsqu'on la dépose simplement dans la cavité. Je serais tenté d'en douter. Cependant, il m'arrive journellement de mettre de l'iodoforme dans l'utérus, soit en poudre, soit incorporé à des bourdonnets, soit par un procédé qui me réussit assez bien. Je me sers de petites mèches de coton cylindriques, du genre de celles qui servent pour les lampions à pétrole, après les avoir immergées dans l'éther iodoformé. Je les laisse ainsi à demeure dans l'utérus après en avoir conduit l'extrémité jusqu'au fond de la cavité, au moyen d'un fin porte-mèche.

En définitive, je considère l'iodoforme comme un excellent topique intra-utérin, mais son action est plus difficile à apprécier, plus superficielle et moins destructive. A ce dernier égard, il ne faut pas oublier que la créosote *détruit*. Elle agit donc comme antiseptique puissant par diffusion, et comme agent destructeur.

Son action est caustique sans doute mais son eschare est molle, immédiatement caduque ; elle réduit les tissus à la déliquescence.

Elle agit comme les bases caustiques alcalines, la potasse par exemple, comparées aux sels ou acides caustiques.

Elle agit comme le pôle négatif de la pile comparé au pôle positif. Le premier fait une eschare molle et à déliquescence presque immédiate. Le second fait une escharre dure, cicatricielle, compacte et plus durable.

Elle agit en liquéfiant.

La plupart des autres acides agissent en coagulant.

Les essences et les composés aromatiques, dont j'ai déjà dit un mot, n'ont point d'action réellement destructive, mais leur action pénétrante et leur diffusibilité les rend précieux pour la thérapeutique intra-utérine.

Ces données sont le résultat de longues études et de recherches expérimentales nombreuses.

En m'appuyant sur l'énoncé précédent, je me crois autorisé à dire que l'emploi des caustiques acides violents est défectueux. Ils coagulent l'albumine, ils n'ont qu'une action limitée aux éléments qu'ils touchent et détruisent, ils enferment dans l'épaisseur de la muqueuse les microbes non détruits, en barrant le passage aux sécrétions, et créent des dangers de ce fait. Du fait de leur action irritante propre sur les nerfs utérins, ils provoquent parfois des phénomènes congestifs réflexes et ils sont infidèles en ce qu'il est difficile d'en assurer le contact à toute la surface de la muqueuse. Or, comme il ne sont pas diffusibles ou très peu, ce contact ne saurait se faire secondairement.

Pour les mêmes raisons, à peu près, je proscris le cautère actuel. J'ai préparé à son endroit un réquisitoire qui n'est pas fait pour me porter à le conseiller.

Préparation des composés créosotés

A. *Créosote pure de bois de hêtre.*

Pure elle est utilisable contre les catarrhes invétérés du col, les exhubérances glandulaires de la muqueuse intra-cervicale. Quand on en combine l'emploi à celui de la dilatation, on peut la faire pénétrer au moyen d'un bourdonnet d'ouate porté par une pince dans toute l'étendue de la muqueuse du corps de l'utérus, à condition d'opérer de suite après qu'on a retiré la tige dilatatrice.

B. *Solution à* 1/3. { Créosote pure de bois de hêtre..... 20 gr.
Glycérine........................ 60 gr.

Utilisable pour les pansements intra-utérins quotidiens, pour l'écouvillonnage dans l'endométrite franchement septique *post partum* et *post abortum*. Enfin dans les endométrites chroniques invétérées quand on fait en même temps la dilatation.

C. *Solution faible à* 1/10.

Elle peut être employée pour l'écouvillonage dans les pansements intra-utérins courants. On peut même l'utiliser pour le tamponnement vaginal, si on désire obtenir une action topique profonde sur la muqueuse intra-cervicale éversée (ectropion) ou sur la muqueuse des culs-de-sac et de la surface externe du col (vaginite postérieure, ulcérations cervicales externes).

(N. B.) La créosote surnage toujours dans ces solutions. Il faut avoir soin de secouer fortement le flacon qui les contient jusqu'à ce qu'on ait obtenu un liquide opaque blanc, de consistance crémeuse.

COMPARAISON ENTRE LES PROCÉDÉS CHIRURGICAUX, CURAGE ET ÉCOUVILLONNAGE, ET LES PROCÉDÉS MÉDICAUX.

Je viens de parler du choix des topiques et j'ai formulé une conclusion. La critique que j'ai faite des caustiques employés me dispense de m'étendre à nouveau sur ce sujet.

On reproche au curage et à l'écouvillonnage d'être douloureux, barbares, violents, etc., etc. Je n'ai plus à les défendre de ces accusations.

On leur reproche, ce qui est plus grave, d'ouvrir les voies d'absorption septiques en lésant la muqueuse et en déchirant les vaisseaux.

Je réponds en deux mots.

1° Les règles font la même chose sans préjudice très notable.

2° Les vaisseaux ouverts, les liquides, sang et lymphe s'en écoulent librement; il n'y aurait place à l'absorption que si la rétention ou le contact de matériaux septiques persistait après l'arrêt de cet écoulement, lorsque les orifices sont plutôt disposés à l'absorption.

3° Or, à ce moment (le curage étant fini), non-seulement il ne reste plus ni matières septiques, ni muqueuse, ni microbes, puisque toute l'épaisseur de la muqueuse est enlevée, dilacérée de mille façons, mais ce qui reste a été lavé par des solutions antiseptiques qui ont tout entraîné, et la surface cruentée reste imprégnée de substances également antiseptiques qui ont diffusé leur action jusque dans les parties saines.

4° En fait, après le curage et l'écouvillonage, *il n'y a pas d'accidents.* Je n'ai jamais eu un seul cas de fièvre. Jamais une de mes malades n'a dépassé une température de 37°5. Je ne suis pas le seul à me louer de pareils résultats. La question est jugée partout sauf en France.

Peut-on en dire autant à l'égard des procédés médicaux de la thérapeutique intra-utérine ?

5° Le seul tort des procédés chirurgicaux, c'est de constituer ce qu'on appelle des opérations. J'oppose à cela que, pour moi ce sont des pansements, non des opérations. Le raclage des vieux ulcères de jambe, la scarification du col, des papules d'acné indurée, des bourgeons de lupus, etc., sont aussi des opérations, et ce sont même des opérations médicales si je puis ainsi dire. Entre ces sortes d'interventions et le curage, je ne fais aucune différence.

Le moment ne saurait tarder d'arriver où les gynécologues seront plus soucieux des résultats à obtenir, plus réfléchis et partant plus hardis. Ils se comporteront alors vis-à-vis de l'endométrite d'après le but à réaliser, et non d'après des données purement illusoires, qui leur font croire et dire encore aujourd'hui qu'on guérit les fongosités utérines avec l'iode, le soufre, l'arsenic, les alcalins ou les ferrugineux.

Ils savent bien que si ces affirmations sont à peine acceptées par les confrères, elles le sont moins encore par les malades.

Le jour où j'ai enlevé une cuillerée à café de lambeaux muqueux végétants de l'utérus d'une femme qui a couru sans succès quatre ou cinq services de médecine des hôpitaux, et qui persiste à avoir des métrorrhagies continuelles, des douleurs, de la leucorrhée, qui souffre perpétuellement enfin, d'une complication ou d'une autre de sa maladie... si dès ce jour-là, j'ai guéri cette femme, il y a gros à parier qu'elle jugera mieux que personne de la valeur des procédés. Il serait à souhaiter que des appréciations de ce genre n'aient pas lieu de se manifester longtemps.

6° Les traitements médicaux n'ont pas de prise sur les *états chroniques invétérés de l'endométrite*.

Au corps de l'utérus, l'hypertrophie végétante de la muqueuse crée les polypes vasculo-glandulaires et certaines variétés de fausses membranes dysménorrhéiques.

Au col elle prédispose aux polypes, aux productions villeuses et à l'épithélioma.

7° *Les formes légères récentes* peuvent guérir spontanément avec l'aide du traitement général et des petits moyens y compris la balnéation thermale et le traitement reconstituant dans les formes torpides liées à un état dyscrasique, mais en ne les traitant pas promptement, et rationnellement, c'est-à-dire par les moyens locaux, on court toujours le risque de voir tous les efforts échouer et la maladie s'éterniser tout en s'aggravant.

8° Le traitement général est précieux à titre d'adjuvant et surtout quand il s'agit de modifier une constitution névropathique scrofuleuse, tuberculeuse, ou bien d'agir sur un terrain syphilitique ou prédisposé aux affections glandulaires et aux exanthèmes herpétiques. Il faut donc ne point le négliger dans ces conditions. Il consistera en douches, bains, iode, fer, etc., à l'intérieur. Mais il ne faut pas oublier ceci : alors même qu'on aura amélioré la situation dans tel cas de métrite chronique, on n'aura pas pour cela guéri la maladie, si le corps du délit persiste. Les préparations d'ergot, les injections sous-cutanées d'ergotine, feront contracter l'utérus et ses vaisseaux; elles arrêteront passagèrement l'hémorrhagie peut-être, mais viennent une congestion, un excès, une période menstruelle et les phénomènes réapparaissent. Tout est à recommencer. J'en dirai autant des toniques, du fer, et des bains thermaux, ce sont traitements ou pèlerinages annuels à perpétuité dès qu'il s'agit d'une endométrite caractérisée.

COMPARAISON ENTRE LA CURETTE ET L'ÉCOUVILLON CONCLUSIONS.

Ces deux instruments se complètent le plus souvent. Toutefois ils ont leur part d'action spéciale.

La *curette* agit plus profondément; elle fait une abrasion décisive des lambeaux entamés. Elle agit moins également et ne pénètre pas dans tous les angles et tous les interstices.

Elle comporte quelques dangers rares, et que je suis pour ma part très porté à atténuer, mais qui enfin effrayent parfois les praticiens : déchirures profondes ou perforation de l'utérus.

En tout cas, elle est indispensable pour l'extraction de petits lambeaux qui seuls permettent de faire un diagnostic précis.

L'écouvillon gratte très également la cavité utérine, quand il est bien fait et bien choisi.

S'il est doux, il sert de brosse et de porte-topique à la fois ; préparant ainsi l'absorption du médicament qu'il transporte.

S'il est dur, il détruit très bien les muqueuses bourgeonnantes et hyperplastiques, sinon à la première fois, du moins à la deuxième ou troisième reprise, tout en transportant également le topique antiseptique destiné à compléter son action sur la muqueuse entamée.

Il complète merveilleusement l'action de la curette dans les cas où celle-ci est reconnue indispensable.

Il ramone très exactement la surface intra-utérine, et la débarrasse des débris laissés adhérents par la curette.

Il a l'inconvénient de ne point enlever du coup et par lambeaux, le tissu morbide, à moins que celui-ci ne soit d'une molesse suffisante ; mais au point de vue des résultats, il en opère la destruction aussi bien que le ferait la curette, par la désagrégation entière des éléments cellulaires. Son action en profondeur est tout aussi certaine.

Il est plus aisément accepté par le praticien et par les malades. Celles-ci se résignent plus volontiers à un brossage intra-utérin qu'à un curage avec l'instrument métallique.

Conclusions

A. — A la rigueur l'écouvillonnage peut servir pour tous les cas d'endométrite. — En pratique cependant, il faut soutenir l'usage de la *curette* pour les formes bourgeonnantes invétérées et rebelles. On écouvillonnera ensuite suivant la méthode que j'ai indiqué.

B. — *L'écouvillon* trouvera son application contre la plus grande part des cas d'endométrite. C'est un précieux instrument pour pansement intra-utérins dans les cas récents et légers ; et pour la modification ou la destruction de la muqueuse malade dans les formes chroniques, les plus fréquentes dans la pratique.

L'écouvillonnage sera toujours tenté avec avantage à titre d'essai, si l'on veut éviter de recourir à la curette. Il interviendra toujours à titre complémentaire dans toute méthode de curage de l'utérus.

C. *Les injections caustiques* après le raclage ou le curage sont inférieures, comme action complémentaire, à l'action de l'écouvillon surchargé de la solution de glycérine créosoté à 1/2 ou 1/3.

D. *L'abaissement de la matrice* est indispensable dans tout procédé de thérapeutique intra-utérine. Il en garantit la rapidité, la sécurité et la facilité.

E. *La dilatation* est utile sans être indispensable. Elle trouve des applications spéciales pour chacun de ses procédés. La dilatation avec les tentes antiseptiques iodoformées agit avantageusement sur la muqueuse utérine. La dilatation extemporanée ou divulsion est un bon moyen de traitement de la douleur liée aux affections chroniques du petit bassin.

F. Le traitement général dans la métrite chronique ne peut avoir d'action réelle qu'à titre d'adjuvant.

Dans les formes légères et récentes, ses effets sont *problématiques*.

G. Le traitement et la guérison de l'endométrite sont, lorsque le traitement local est institué à temps, le signal de la guérison des diverses autres lésions de la métrite, sauf cependant les adhérences de la pelvipéritonite chronique *invétérée*.

STATISTIQUE RÉSUMÉE

Depuis le mois de juillet 1880 jusqu'au 1er janvier 1887, j'ai traité 339 malades suivant les principes que j'ai détaillés précédemment.

Ces malades ont été traitées ou opérées soit à St-Sauveur (H. P.), 1880-1881 ; soit dans ma pratique privée de Paris, soit à la Clinique d'accouchements, 1883-84-85 ; soit à l'hôpital Ténon, 1885-86 ; soit à la Charité, 1885-86 ; soit à ma Clinique ; soit enfin dans la clientèle de confrères de la ville. Un certain nombre provient des femmes accouchées par les sages-femmes agrées des hôpitaux dont la surveillance m'est confiée.

Les observations ont été recueillies par les externes, les internes, et chefs de clinique de ces services respectifs et par moi-même. Elles figureront toutes dans un grand tableau qui, en raison de ses dimensions, ne peut paraître dans ce travail.

Voici, d'ailleurs, en abrégé comment se répartissent mes 339 cas :

A. —	Endométrite légère et de moyenne intensité..........	280
B. —	Endométrite invétérée végétante polypeuse, etc......	43
C. —	Endométrite déciduale récente, avec ou sans rétention du placenta ou des membranes, y compris les endométrites puerpérales septiques post partum.............	16
	Total.............	339

A). Dans les 280 cas légers ou de moyenne gravité, un grand nombre sont reprensentés par l'endométrite catarrhale ou épithéliale superficielle, ayant succédé à de petits accidents septiques des couches.

Le reste provenait de causes banales, malpropreté, pessaires, coït suspect, traitements antérieurs faits sans précaution, polypes ou fibromes interstitiels, déviations, etc., etc.

Chez près de cent de ces femmes j'ai noté des complications anciennes du côté du péritoine pelvien et des annexes.

La thérapeutique a été instituée du 3e au 12e mois après le début des accidents, dans les deux tiers des cas environ ; après la première année dans le tiers des cas seulement. Dans ce groupe ne figure aucun cas ayant dépassé 15 mois.

Le traitement à consisté en pansements intra-utérins avec l'écouvillon doux, écouvillonnage pratiqué en règle. Les solutions créosotées étaient au début à 1/10 seulement. Ce n'est que depuis près de trois ans que je les ai portées à 1/5, puis à 1/3, et que je suis enfin arrivé pour aller plus vite à user quelquefois de la créosote pure. J'ai le plus souvent fait la dilatation préalable ou extemporanée.

La guérison était complète quelque mois après le traitement chez la grande majorité de mes malades que j'ai eu l'avantage de revoir. J'en vois encore aujourd'hui quelques-unes de temps en temps.

J'ai eu souvent besoin de faire plusieurs écouvillonnages ; je n'ai jamais dépassé *sept* à quelques jours d'intervalle. Cette nécessité tenait sans doute à ce que mes solutions de créosote étaient trop faibles, et que je n'étais pas encore enhardi à la thérapeutique intra-utérine.

B). Dans les 43 cas d'endométrites anciennes, hémorrhagiques végétantes, polypeuses, etc., j'ai pratiqué au début l'écouvillonnage seul, mais depuis un an surtout, j'ai recours à la combinaison du curage et de l'écouvillonnage.

Ma première malade date de 1881. Menstrues fétides et état fongueux de toute la muqueuse du corps. L'écouvillon ramenait des granulations bourgeonnantes.

J'ai eu à opérer une malade de la clientèle du docteur Labusquière, deux du Dr Butte, deux du Dr Brethes, une du Dr Desnos, dernièrement encore, une du Dr Lanteirès, une du Dr Guérin, du Dr Genesteix, une du Dr Pioger, etc. Je revois de temps à autre une malade soignée par le Dr Quinquaud pour une acné rebelle, et qui a guéri d'une très vieille endométrite après un seul écouvillonnage, et chez laquelle la ménopause a été très précoce. La plupart de mes autres opérées sont des malades d'hôpital ou de ma clientèle privée. Je dois mentionner un cas de dégénérescence sarcomateuse totale de la muqueuse utérine dans ce groupe de 43 cas, et une endométrite déciduale datant de 4 à 5 mois.

Des lambeaux de muqueuse enlevés à quelques-unes de ces malades, j'ai des préparations histologiques faites par MM. Marfan, interne de l'Hôtel-Dieu, Moulonguet, interne à l'hôpital St-Louis, M. Zinowieff, mon chef de laboratoire, et par moi-même. Elles sont en nombre suffisant pour faire le sujet d'une petite revue d'ensemble sur les lésions pathologiques de l'endométrite.

La guérison des malades de cette dernière catégorie par le curage et l'écouvillonnage combinés ou par l'écouvillonnage seul, est certaine pour les cas opérés depuis plus d'un an. Pour les cas les plus récents la guérison est certaine pour le présent et je suis convaincu qu'elle se maintiendra, mais il faut attendre du temps la réponse définitive. Au reste, les cas anciens dépassent le chiffre de *vingt.*

C). Dans le troisième groupe de 16 cas, il s'agit d'endométrite septique puerpérale récente post-partum ou post-abortum, tantôt avec rétention des débris placentaires ou du placenta, tantôt avec rétention.

J'ai besoin d'autant moins d'insister sur ces cas, que la plupart figurent dans mon précédent mémoire sur le traitement de l'avortement. Douze observations sont publiées dans ce mémoire, dans lesquelles trois ou quatre fois seulement l'endométrite septique faisait défaut. — Je puis ajouter aux neuf observations restantes sept cas encore inédits : trois du service de la Charité, octobre 1886, recueillis par M. Lancry, interne des hôpitaux, un du docteur Brette, un du Dr Billon.

J'y ajoute un cas pour lequel mon collègue et ami Hutinel avait été mandé, où je fis l'extraction et le lavage intra-utérin extemporanés, et où je ne pus faire le curage très soigneux de la matrice, faute d'aide et des préparations médicamenteuses nécessaires. Un cas de ma pratique privée termine enfin cette dernière série.

Nota. — Toutes les malades de la présente statistique sont guéries sans accidents.

Je ne fais pas figurer à dessein dans ce résumé quelques cas de traitement local de la septicémie puerpérale franche post-partum et par rétention bien évidente des membranes ou de débris appréciables de la caduque. J'ai souvent parlé de ce traitement direct et immédiat de l'endométrite puerpérale, et je le pratique, contrairement au procédé aveugle et moins immédiat, réalisé par le lavage ou les irrigations. — Ce sera l'objet d'un mémoire complémentaire de mon travail sur la fièvre puerpérale.

Je ne fais pas figurer davantage, dans ce tableau, les cas de métrite chronique du col, que je réserve pour un prochain mémoire dont je possède des éléments assez nombreux pour juger certains points importants de la question si intéressante des états pathologiques du col de l'utérus.

Paris. — Typ. A. PARENT, A. DAVY, succ., imp. de la Fac. de méd.
52, rue Madame et rue Corneille, 3.

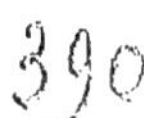

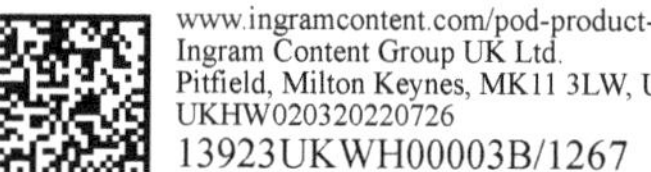
www.ingramcontent.com/pod-product-compliance
Ingram Content Group UK Ltd.
Pitfield, Milton Keynes, MK11 3LW, UK
UKHW020320220726
13923UKWH00003B/1267

9 782019 247720